中医师承学堂
一所没有围墙的大学

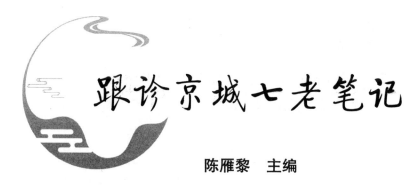

跟诊京城七老笔记

陈雁黎　主编

U0307229

全国百佳图书出版单位
中国中医药出版社
·北京·

图书在版编目（CIP）数据

跟诊京城七老笔记 / 陈雁黎主编 .—北京：中国
中医药出版社，2022.8
（中医师承学堂）
ISBN 978-7-5132-7642-9

Ⅰ . ①跟… Ⅱ . ①陈… Ⅲ . ①中医临床—经验—
中国—现代 Ⅳ . ① R249.7

中国版本图书馆 CIP 数据核字（2022）第 092386 号

中国中医药出版社出版

北京经济技术开发区科创十三街 31 号院二区 8 号楼
邮政编码　100176
传真　010-64405721
三河市同力彩印有限公司印刷
各地新华书店经销

开本 710×1000　1/16　印张 17　字数 249 千字
2022 年 8 月第 1 版　2022 年 8 月第 1 次印刷
书号　ISBN 978 - 7 - 5132 - 7642 - 9

定价　68.00 元
网址　www.cptcm.com

服 务 热 线　010-64405510
购 书 热 线　010-89535836
维 权 打 假　010-64405753

微信服务号　zgzyycbs
微商城网址　https://kdt.im/LIdUGr
官 方 微 博　http://e.weibo.com/cptcm
天猫旗舰店网址　https://zgzyycbs.tmall.com

内容提要

　　本书是著名经方学家陈雁黎先生当年就读于北京中医学院（北京中医药大学前身）期间，跟诊七位京城名医的临证笔记。包括刘弼臣未发表的98个儿科医案（另有4个成人医案）；董建华总结的77个温病治疗大法及歌诀；方药中指点中医学习西医的记录；王文鼎、赵锡武讲经方用经方的授课笔记；郭效宗独特的针刺疗法及歌诀；袁鸿寿结合其临床经验校释的《标幽赋》。

作者简介

陈雁黎，主任医师，南京中医药大学国际经方学院客座教授，中国中医药研究促进会中医药经典临床分会顾问。1960年考入北京中医学院（现北京中医药大学）中医系（本科六年制）。1968年初，响应党和国家号召建设新疆，扎根边疆工作已50余年。主编《胡希恕伤寒论方证辨证》《胡希恕经方二百首辨析》《跟师胡希恕辨证五十证》《胡希恕〈伤寒论〉带教笔记》。为纪念胡希恕120周年诞辰，一篇《胡老的故事》，橘知井晓；一曲《满江红》，响彻杏林。

前　言

中华民族历史悠久，人口众多。中医药为保障中华民族的繁衍昌盛贡献巨大。就中医传承而言，师徒授受、读书临证是主要的成才路径。如能广拜名师，勤求博采，才有可能成才乃至成为名医。因为名师医术精湛，德高望重，诚心求之，苦心习之，自然易成高足名第。温病泰斗叶天士12 岁从父学医，14 ～ 24 岁 10 年内拜了 17 位老师。任应秋教授 17 岁从师刘有余先生学习中医，20 岁即悬壶问世，并遍游沪上及湘水间，亦拜17 位老师。

我们敬仰的中医大师们，都是少年拜名师，背诵经典，耳熟能详，随师应诊，勤学善问，深得师辈多年领悟的真知灼见，揣摩老师的妙手绝招。理论结合实践，日积月累，年复一年，这些高足名士中年以后，方成大器。尔后，诸先正被誉为建院元老和学术研究带头人。

中华人民共和国成立以后，党和国家非常重视中医中药事业。毛主席指示："中国医药学是一个伟大的宝库，应当努力发掘，加以提高。"为此，1955 年 12 月 19 日，中国中医研究院（中国中医科学院前身，下同）正式成立，直属于卫生部（现国家卫生健康委员会，下同）。1956 年 8 月6 日，国务院下达文件，批准成立北京中医学院（北京中医药大学前身，下同）等四所高等院校，并予中医学院在校生以师范生待遇（即免伙食费），可见国家对发展中医药事业之重视。1960 年北京中医学院成为国家重点高校，并接收和培养外国留学生。与此同时，国家从各地选拔中医界的名医专家、精英骨干，担任北京中医学院和中国中医研究院的教师和研究员，集腋成裘，聚梁为殿。广大中医药工作者终于有了自己的高等学府和科研基地。中医药事业迎来了科学的春天，生机盎然，欣欣向荣。江山代有才人出，盛世更有好经念。

我高中毕业后曾在河南省第一人民医院药局当学徒工两年，主要学习中药炮制。1960 年 9 月，我考入梦寐以求的北京中医学院中医系（本科六年制）。按教学计划，学习四年，实习两年，因"文革"和参加北京医疗队推迟两年毕业。由此算来，我的学习中医之路，横度十年寒暑。我家远在四川，那时正值国家三年自然灾害，大家都很困难。我既无车票又无粮票，况且还有蜀道之难，因此我在北京学习8年，没有回过老家。这样我就有了充足的学习时间，"一心只读圣贤书"，"有闻必录"，因而有了今日的《胡希恕〈伤寒论〉带教笔记》和《跟诊京城七老笔记》两本书。皆大欢喜，不亦乐乎。

北京中医药大学和中国中医科学院名医荟萃、国手云集，是广大中医工作者心向神往、流连忘返的学习殿堂。我已耄老，想给常年在基层工作的中医朋友们，介绍几位"二院"建院初期的先正国医名家，他们有深厚的中医理论造诣和丰富的临床实践经验，其用药少而力专，疗效非凡。学生慨叹"跟诊手记"相见恨晚。我响应毛主席号召建设边疆，早期在农村工作12年，没电；进城后孩子们要做作业，无桌。退休后返聘，忙于诊务和带教，只整理了《胡希恕〈伤寒论〉带教笔记》。转眼已过去了50多年，时下正值疫情期，在家时间较多，不敢有一天偷懒。在昌吉回族自治州中医医院及科教科的高度重视和大力支持下，我和我带教的规培学生们加班加点，整理出这本尘封50年的《跟诊京城七老笔记》，以冀对中医传承授受增砖添瓦，有所裨益。

本书集有以下内容：刘弼臣未发表的98个儿科医案（另有4个成人医案）；董建华总结的77个温病治疗大法及歌诀；方药中指点中医要学些西医；王文鼎、赵锡武善用经方，炉火纯青；郭效宗独特的针刺疗法及歌诀；袁鸿寿校释《标幽赋》，发前人所未发。谬误难免，请指正。

我人笨手勤，勤可补拙，敬诵叶剑英元帅劝学《攻关》诗，与大家共勉。

攻城不怕坚，攻书莫畏难。
科学有险阻，苦战能过关。

陈雁黎，时年八十有三
2022年4月1日于昌吉

目　录

第三章　方药中注重"中医学点西医" …………………… 139

第四章 中央高级领导干部保健医生王文鼎善用经方 ┄┄┄┄ 157

第一章
国医圣手刘弼臣儿科 98 个医案
（另有 4 个成人医案）

刘弼臣（1925—2008），扬州市人，中共党员，农工党员。北京中医药大学终身教授，著名中医儿科专家，研究生导师，是我国中医儿科学的奠基人之一，被誉为"京城小儿王"，亚太地区尊先生为"一代宗师""世界名医"。曾任全国中医儿科科研成果评审会主任、全国高等中医药院校教材编审委员会委员等职。

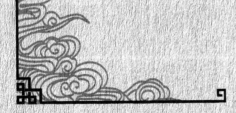

引 言

先生善治小儿疑难重症。1959 年，北京地区小儿腺病毒肺炎流行，死亡率较高。先生与 466 空军医院协作，治疗 35 例腺病毒患儿，无 1 例死亡。著名作家刘绍棠之孙，在市某大医院住院治疗，高热 20 余日不退，请先生会诊，仅服药 2 天，体温即恢复正常。

1962～1963 年，先生为我们中医系 60 级学生讲《中医儿科学》，并亲自带教实习课。先生自己写教材，上午讲课，下午带实习。因理论联系实际，疗效突出，很受同学欢迎，我先后抄录了先生的 76 个病例。1965 年 3～7 月，杨甲三、刘弼臣、魏我权、王子瑜等老师，带我们 503 班学生去延庆区永宁镇，完成"农村巡回医疗"教学课，我又抄录了先生的 26 个医案。

本书所集先生的 98 个儿科医案（另有 4 个成人医案），与"十二五"国家重点图书《国医圣手刘弼臣经验良方赏析》的 54 个医案没有重复，可以作为传承刘弼臣先生宝贵临证经验的补充资料，供读者学习和研究。

1. 本医案不是老师看病时的学生记录稿，而是老师亲自书写的医案，本人抄录，未加任何改动，故更可突出老师的辨证论治要点，一目了然。

2. 每个医案仅有数十至百余个字，但发病、病程、主症、兼症、脉象、查体、诊断、立法、处方、用药齐备。我们所用的五版教材，无西医病名。《中医儿科学》讲义仅有一个肺炎是西医病名。因当年西医检查化验设备有限，故医案中的检查报告很少。

3. 先生讲："小儿科又称哑科，患儿无法诉说病情，故要求医者查体详尽。"先生特别重视《幼幼集成》的"小儿面部形色赋"，并要求学生背诵。

4. 先生认为，小儿禀少阳生长发育之体，稚阴稚阳。发病易寒易热，易虚易实，病情变化迅速，险象丛生。故要求必须辨证准确，不误病机。

5. 为了反映老师的宝贵经验，突出老师的学术思想，笔者不对医案增加按语和解析，以免有画蛇添足之弊。读者从医案中可以领会到老师的学术思想和常用的治疗大法。例如：

（1）外感发热，首先犯肺，治当"从肺论治"，善用麻杏石甘汤法。

（2）吃多受凉，湿热内蕴，治当"从脾胃论治"，崇仲景苦降辛开法，创小苦辛汤法和大苦辛汤法。

（3）伤食腹泻，脾虚胃弱，宜保元、四君、香砂六君等汤法；吃多便秘，宜枳实导滞汤法。

（4）慢性病多用甘温补脾之剂，恢复体力；急性病多用苦寒之品，直达病所。

（5）小儿患病，变化迅速，辨寒热虚实，尤为重要。临证用方，要抓主症。用药大法是"甘温转苦寒，要转得快；苦寒转甘温，要转得好"。

（6）老师经常嘱咐家长，若小儿口服中药困难，可每剂只煎一次，少量频服。药热时气味大，易致呕吐。可将药液凉置一会儿服之，最好是保持室温。若有恶心或呕吐，宗叶天士服药法："药液中加入新鲜姜汁 2 ～ 3 滴。"此法好用。

上述点滴体会，请在医案中细研。

一、高热 1

郭某，女，8 岁，本院家属。

1962 年 10 月 23 日初诊：病起 2 周前，咳嗽咽痒，未加注意。自 7 天前从托儿所接回家，发现持续高热（39℃许）。迄今 6 天，仍伴有咳嗽，精神不振，患儿母亲为本院西医儿科医师，曾相继应用青霉素、红霉素、土霉素口服或注射，然高热始终未退，故今日来中医门诊治疗。

患儿精神不振，面滞无华，高热（体表腋下 39.9℃）。据述热夜重昼轻，可达 40℃，咽痒，频频干咳，肌肤无汗，气粗息热，微有鼻煽，大便干、日一行，小溲黄，肚腹滚热，舌红苔白根厚，脉滑数。胸透：心肺无异常。验血：白细胞略高，呈比例。

本病为秋燥刑金，高热干咳，周身无汗，咽干作痒，苔白质红，脉数滑，入暮热重，大便干秘，理宜清燥豁痰，拟下方。

桑叶一钱半	生石膏八钱	寒水石三钱	黄芩一钱半
海浮石四钱	薄荷一钱半	蛤粉二钱	大贝母一钱半
炙枇杷叶三钱	生薏苡仁三钱	黑玄参一钱半	

一剂。

另：五粒回春丹一瓶，分两次服。据其母云，一剂而愈。

二、高热 2

林某，女，2 岁。

1963 年 5 月 31 日初诊：体温 38℃（腋）。其母代诉：昨天下午五时发高热，体温达到 39℃，鼻流清涕，大便正常。经注射青霉素，热稍退未净，苔白脉浮。势属感冒高热，治当疏化。证重，不生惊变，乃佳。

薄荷八分	防风一钱半	淡豆豉二钱	葛根一钱半
连翘二钱	广皮一钱	法半夏一钱	枳壳一钱
川郁金一钱	赤茯苓三钱		

一剂。

另：太极丸两粒，分两次服之。

三、外感 1

马某，女，半岁。

1961 年 8 月 8 日初诊：体温 36.7℃（腋），发热已经半月，朝轻暮重，咳嗽痰鸣，呼吸气粗，苔白脉紧。势属风寒束肺，肃降失司，有支气管炎之象。治当清解。

炙麻黄六分	杏仁二钱	炙甘草五分	橘红一钱
苏子八分	葶苈子八分	莱菔子一钱半	焦三仙三钱
旋覆花一钱半	炙枇杷叶一钱半	生石膏五钱（先煎）	

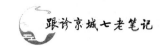

两剂。

另：妙灵丹两粒，每日服一粒。

1962 年 6 月 1 日二诊：疹后余毒未尽，右眼下睑赤肿僵硬，小溲不黄，大便正常，有时心烦蕴热，苔白脉数。治当清解。

霜桑叶一钱半	黄连五分	车前子一钱半	羌活五分
防风五分	赤芍一钱半	木贼草五分	炒决明一钱半
蝉衣一钱	小青皮一钱	生石膏五钱（先煎）	

两剂。

注：药后见好。

四、外感 2

何某，男，5 岁。

1963 年 3 月 12 日初诊：3 天来，发热咳嗽，鼻流清涕，身热以夜晚为甚，睡眠不实，伴有惊惕之象。面色黄，胃纳差，腹按胀满，二便正常，舌苔中布白腻，脉浮数。曾在医院注射青霉素未见显效。

外感春寒。表郁失宣，致发热咳嗽，汗少不解，兼夹食滞，故腹满食减，此由表里之邪互遏，治以解表、疏化之法。

薄荷一钱	杏仁三钱	桔梗一钱	炒牛蒡子三钱
象贝二钱	连翘三钱	金银花三钱	焦山栀三钱
炒莱菔子三钱	焦三仙四钱	灯心草三尺	

两剂。

五、外感 3

孔某，男，2 岁半。

1962 年 12 月 20 日初诊：体温 37.8℃（腋），一周来身热咳嗽，鼻涕不已，入暮增剧，大便正常，颧赤唇红，苔白脉微，审属外邪夹以痰热互遏，治当清解。

金银花一钱半	连翘三钱	薄荷一钱半	葛根一钱半
生石膏五钱	黄芩一钱半	炙枇杷叶一钱半	大贝母一钱半
橘皮一钱	橘络四分	法半夏八分	桔梗一钱
寒水石三钱			

一剂。

另：五粒回春丹两瓶，每日一瓶，分 2 次服。

12 月 28 日二诊：体温 38.3℃（腋），高热才好，因感外邪复发，经用土霉素、四环素，热尚未退。刻下暮重日轻，呼吸气粗，口干腹满，咳嗽有痰，苔白脉数，白细胞 $16×10^9/L$，淋巴细胞 53%，治当疏化。

炙麻黄八分	杏仁三钱	生石膏五钱	生甘草五分
薄荷八分	连翘二钱	炙枇杷叶一钱半	黑山栀一钱半
焦山楂四钱	莱菔子八分	天竺黄二钱	

两剂。

另：至圣保元丹四粒，早晚各一粒。

1963 年 1 月 3 日三诊：药后身热已退，咳嗽尚有痰鸣，夜卧不安，纳食不香，苔厚腻。势属外邪已解、痰滞未克尽化之象，治再清肃化痰。

南沙参一钱半	桑叶一钱半	黑山栀一钱	黄芩一钱半
黄连五分	莱菔子八分	焦三仙四钱	炙枇杷叶一钱半
橘皮一钱	橘络四分	杏仁三钱	薏苡仁三钱
六一散二钱			

三剂。

2 月 12 日四诊：体温 38℃（腋），高热已两日，汗出不透，入暮热度增剧，惊促不宁，有时颤震，胸腹膨隆，小溲由黄转清，大便解一次。昨晚曾因高热至儿童医院注射青霉素。现在鼻流浊涕，微有咳嗽，呼吸气粗。良由表邪夹以痰滞，互遏肺胃，治当辛凉宣肺，佐以涤痰宁惊，以防

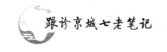

闭厥生痰。

炙麻黄八分　　　杏仁二钱　　　　生石膏八钱　　　生甘草三分

莱菔子一钱　　　炙枇杷叶一钱半　黑山栀一钱半　　黄连五分

焦三仙四钱　　　橘皮一钱　　　　飞滑石二钱（布包）

两剂。

另：牛黄镇惊丸，四粒，每次一丸，日两次。

六、阴虚发热

王某，男，9岁。

1962年11月因肝炎住302医院（中国人民解放军302医院）治疗，于1963年1月4日起，每日下午发生低热，迄今两月有余不解，曾在301医院（中国人民解放军总医院）检查，结核除外，苔腻质赤，根中剥离，呼吸正常。脉象细数，肝缘肋下1cm，剑突下4cm。

1963年2月以来，每日下午潮热不退，颧赤口干，心烦脉数，小溲黄一年，大便干燥，良由阴虚内热所致，治当养阴退热。

黑玄参二钱　　　细生地三钱　　　麦冬二钱　　　　北沙参二钱

炙鳖甲三钱　　　青蒿二钱　　　　地骨皮二钱　　　银柴胡一钱

胡黄连一钱　　　秦艽二钱　　　　石斛三钱　　　　炒稻芽三钱

三剂。

七、感冒夹滞1

吴某，女，1岁半。

1965年4月1日初诊：体温39.7℃（腋），昨晚发热，早晨身热稍退，下午身热复炽，咳嗽咽红，口唇干红，周身无汗，大便未解，小溲短赤，舌苔白质红，呼吸音正常，心肺（－），脉数，纹暗。白细胞计数15.6×10^9/L。

感冒夹滞互遏，肺胃转输不利，以致高热，咳而不畅，唇红苔白，腹胀不舒，治当疏化，人小证重，防热盛生惊。

薄荷八分　　　　连翘二钱　　　　淡豆豉三钱　　　葛根一钱半

生石膏八钱　　　前胡一钱　　　　杏仁二钱　　　　莱菔子八分

焦三仙四钱　　　炙枇杷叶一钱半

一剂。

另：至圣保元丹两粒，分两次口服。酒精搽浴。

4月2日二诊：体温35.7℃（腋），药后身热已解，诸状均平，肺部听诊正常，苔白，纹暗，治当疏导，慎调为要。

太极丸两粒，每次一粒，温水化服。

八、感冒夹滞2

石某，男，2岁。

1963年2月2日初诊：证经三日，口唇干红，咳嗽喷嚏，睡卧不安，鼻流清涕，脘满腹胀，小溲黄浑，苔白脉浮，势属感冒夹滞，治当疏化。

金银花二钱　　　连翘二钱　　　　荆芥一钱半　　　薄荷一钱

芦根五钱　　　　枳壳一钱　　　　焦三仙四钱　　　牛蒡子一钱半

川郁金一钱　　　豆豉二钱（研）　生石膏五钱（先煎）

两剂。

另：至圣保元丹四粒，早晚各一粒。

九、感冒夹滞3

王某，男，四个半月。

1959年1月2日初诊：体温37.2℃（腋），代诉：生病已4日，微热有汗不解，咳嗽鼻塞，呼吸气粗，呕吐有痰，腹泻，大便稀，小溲短黄，口干唇焦，脘满拒按，面色红赤，苔白，纹暗不明。审属感冒夹滞，表里

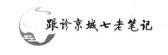
互遏。治当疏化。

薄荷八分	防风一钱	淡豆豉二钱	葛根一钱
苏梗一钱	制香附一钱半	橘皮八分	橘络三分
法半夏一钱	砂仁三分	生姜一片	焦三楂三钱
葱头三个			

一剂。

1月3日二诊：药后得汗，身热已解，痰滞亦化，仍仿原方增易，慎调为要。

薄荷八分	苏梗一钱	橘皮一钱	法半夏一钱
炒薏苡仁三分	枳壳八分	川郁金八分	焦三楂二钱
茯苓一钱半	生姜一片		

两剂。

十、感冒夹惊

张某，男，9个月。

1962年12月6日初诊：表里互遏，以致手热暮作，咳嗽唇红，睡中惊惕不宁，唇红，苔白，纹色紫滞。审属跌仆后感风所致，此为感冒夹惊，治以疏表，佐以清镇。

薄荷八分	钩藤二钱	防风一钱半	旋覆花一钱半
连翘二钱	橘红一钱	桔梗一钱	焦三仙四钱
枳壳一钱	天竺黄二钱	葱头三个	

三剂。

另：五粒回春丹两瓶，每日一瓶，分两次服之。

12月13日二诊：体温38℃，风热伏于太阳、少阳，内夹痰滞，以致身热咳嗽，咽红唇焦，右耳流脓，喉间有痰，苔薄脉数，治当清散，佐以导滞。

柴胡一钱	葛根一钱半	金银花二钱	连翘二钱
桔梗一钱	薄荷一钱	黄芩一钱半	生石膏五钱
黄连五分	焦三仙四钱	生地黄二钱	粉丹皮一钱
赤芍一钱半			

一剂。

另：红锦散二分，吹耳内。五粒回春丹一瓶，每服两粒，日两次。

12 月 14 日三诊：体温 36℃（腋），药后身热已退，右耳流脓少瘥，唯内蕴痰热尚未尽，故致咳痰，苔白，纹紫，腹胀，治当清解。

金银花一钱半	连翘二钱	薄荷一钱	生石膏五钱
桔梗一钱	黄芩一钱半	橘皮一钱	大贝母一钱半
赤芍一钱半	牡丹皮一钱	灯心草二尺	

一剂。

十一、外感夹滞 1

田某，男，8 岁。

1965 年 4 月 3 日初诊：体温 38.2℃（腋），今午突然发热，自诉腹痛，呵欠，面赤，周身无汗。检查：颈项不强，咽红苔白，脉浮数。

势属外感夹滞，治当疏化。

金银花二钱	连翘三钱	薄荷一钱半	荆芥一钱半
橘皮一钱	枳壳一钱半	川郁金一钱半	焦三仙四钱
莱菔子一钱半	葱头三个		

一剂。

另：至圣保元丹两粒，分两次服之。

十二、外感夹滞 2

苏某，男，9 个月。

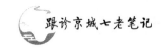

1965 年 4 月 1 日初诊：昨起咳嗽、打喷嚏，身热时轻时重，大便已四五日未能畅行，解出如羊粪，腹胀不舒，脘满嗳饱，有时泛吐，苔白，咽红，质赤，脉数。

势属外感风邪，内夹痰热不化，肺失清肃，胃失和降，故便秘腹胀。所由来也，治当清导。

另：太极丸四粒，早晚各一粒。

十三、外感夹滞 3

郭某，男，1 岁。

1965 年 4 月 3 日初诊：体温正常，鼻流清涕，咳嗽，身发微热，二便如常，苔白，脉数，腹部微胀。势属外感夹滞，治当疏化。

桑叶一钱半	杏仁三钱	连翘二钱	薄荷八分
橘皮一钱	枳壳八分	郁金八分	莱菔子八分
焦三仙四钱	葱头三个		

一剂。

另：小儿百寿丹两粒，早晚各一粒。

十四、外感夹滞 4

张某，男，2 岁。

1963 年 3 月 21 日初诊：患儿发热已 3 天，咳嗽流清涕，昨日呕吐 3 次，今日大便 2 次，较稀，腥臭。发热 3 天还未得汗，曾注射青霉素 20 万单位，入夜未见退热。舌苔中、根薄白带腻，腹满稍胀，脉浮数。

发热无汗，外感时邪无从外泄，故发病咳嗽。势属肺气失宣夹乳食之滞，拟辛凉解表，佐以化滞为治，银翘散法化裁。

薄荷一钱	杏仁二钱	炒牛蒡三钱	连翘三钱
金银花三钱	黄芩一钱半	生石膏五钱	朱灯心三尺
焦三仙四钱	旋覆花二钱	炒苏子三钱	

两剂。

十五、冬温

李某，女，3 岁。

1962 年 11 月 23 日初诊：体温 39.8℃（腋），冬温痰滞互遏肺胃，以致两日来高热不降，咳嗽，气喘，痰涌，唇红颧赤，苔薄质红，小溲黄浑，脉来浮数，口干，脘满，有泛恶现象。大便秘结未行，理宜宣肺涤痰治之，证重且值高热，防致痉挛生变。

炙麻黄一钱	杏仁二钱	生石膏八钱	生竹叶五分
薄荷一钱	连翘三钱	橘皮一钱	芦根一两
竹叶一钱半	黄连五分	焦三仙四钱	

一剂。

另：五粒回春丹一瓶，分两次服之。

十六、风温 1

刘某，女，11 岁。

1965 年 4 月 5 日初诊：体温 38.5℃（腋），发热头痛已经两日，不咳嗽，鼻腔流血，二便如常，项不强，克尼格征（－），布鲁金斯征（－），苔白腻，质红，脉数。势属风温之邪上受，邪郁气分之象，治当辛凉清气。

金银花二钱	连翘三钱	荆芥一钱半	薄荷一钱
生石膏八钱	海浮石三钱	白茅根一两	川连五分
黑山栀一钱	葱头三个		

一剂。

另：至圣保元丹两粒，分两次服之。

4 月 6 日二诊：头痛发热已除，鼻衄已解，精神佳，舌苔白，根腻，胃有积食之象。

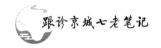

太极丸两粒，早晚各一粒。

十七、风温 2

赵某，女，7 岁。

1965 年 4 月 5 日初诊：体温 39.5℃（腋），今午始觉发热，头痛，咳嗽不畅。鼻塞流涕，两颧发赤，二便如常，患儿精神尚佳，能坐起玩耍，苔白质赤，呼吸音粗糙，脉数而浮。检查：身无瘀点，神志清楚，头项不强直，布鲁金斯征（−），克尼格征（−），腹部微胀满。

势属外邪痰滞互遏肺胃，宣豁失司，降令不行，以致气逆微咳。高热频作，形成风温闭肺之证。治当清宣涤痰，以复右降之职，则诸证自已。刻下高热不解，势属骤变，希慎调为要。

炙麻黄一钱	杏仁三钱	生石膏八钱	生甘草一钱
黄芩一钱半	桔梗一钱	海浮石三钱	蛤壳三钱
薄荷一钱二分	连翘二钱	芦根一两	

一剂。

另：至圣保元丹两粒，分两次服之。

4 月 6 日二诊：体温 38.9℃（腋）。

药后身热退而复作，咳嗽减轻，喷嚏，苔腻，时有脘满泛恶，脉尚数而不稳，势属温邪尚未尽解，中焦积滞未清，再予清化接治，慎调为要。

炙麻黄一钱	杏仁三钱	生石膏一两	生甘草一钱
薄荷一钱	连翘三钱	蛤壳三钱	海浮石三钱
橘红一钱	姜竹茹一钱	川连五分	莱菔子一钱

一剂。

另：至圣保元丹两粒，早晚各一粒。

【注】蛤壳：全国大部分地区所用的蛤壳为海产软体动物帘蛤科文蛤和青蛤的贝壳，主产于我国各省沿海。《伤寒论》称文蛤，《本草纲目》称花蛤。入药打碎称蛤壳，研粉称蛤粉。味苦、咸，性平，无毒。有清热

利湿、化痰软坚之功。主治：里热咳逆、烦满胸痹、湿疹带下。用量：10 ～ 15g。

十八、风温 3

吴某，男，6 岁。

1965 年 4 月 9 日初诊：体温 38.6℃（腋），证经 1 日，身热咳嗽不畅，休息后仍乏力。头不痛，项不强，鼻流清涕，苔白质赤，脉浮数，呼吸音正常。

风温之邪上受，侵袭肺卫，宣豁失司，清肃之令不行，以致咳热不清。苔白脉数，治当清宣肺胃。

桑叶三钱	生石膏八钱	杏仁三钱	连翘三钱
薄荷一钱半	海浮石三钱	蛤壳三钱	黄芩一钱半
焦三仙四钱	六一散三钱	灯心草三尺	

一剂。

另：至圣保元丹三粒，早晚各一粒半。

十九、水痘

杨某，女，10 个月。

1962 年 5 月 21 日初诊：体温 39.5℃（腋），时气感染，水痘发而未透，高热鼻涕，苔白纹暗，小便不利，大便正常，治当清解。

荆芥一钱半	连翘一钱半	葛根一钱半	薄荷一钱
蝉衣八分	研牛蒡子一钱半	赤芍一钱半	橘红一钱
灯心草三尺	六一散二钱（布包）		

一剂。

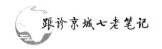

二十、奶麻

向某，女，3个月。

1965年4月4日初诊：体温38.2℃（腋），婴儿哺乳3个月，本患湿疹，近两日来身热，鼻塞不通，咳嗽不畅，全身出现赤疹，无痒感，点已布至足心，大便略稀，苔白咽不红，口腔无柯氏斑，呼吸粗，脉数，纹紫。

风邪时气外侵、痰热内蕴，以致两日来身热不退，鼻塞咳嗽。全身赤疹，便溏溲黄，势属奶麻，治当清透。

葛根一钱	连翘一钱半	荆芥一钱	薄荷一钱
蝉衣八分	炒白蒺藜一钱半	赤芍一钱半	桔梗八分
焦三仙四钱	葱头三个		

一剂。

另：五粒回春丹一瓶，每服两小粒，一日两次。

二十一、麻疹1

吴某，女，3岁。

1965年4月9日初诊：体温38.5℃（腋），疹点已见四日，点见足心，胸背融合成片，气急不平。大便略稀，小溲黄浑。苔腻质赤，呼吸音正常，脉数。势属疹毒过甚，怫郁血分，以致融合成片，应收而不收。治当清热解毒，以免毒恋血分引起他变。

生石膏八钱	生地黄二钱	连翘三钱	金银花一钱半
知母一钱半	寒水石三钱	薄荷八分	蝉衣一钱
川连五分	炙枇杷叶一钱半		

一剂。

另：化毒丹两粒，早晚各一粒。

二十二、麻疹 2

吴某，女，3 岁。

1965 年 4 月 9 日初诊：体温 37.3℃（腋），证经七日，前天已出疹，刻下胸背已经布透，下肢尚未透齐，入暮热重。咳嗽不畅、呼吸气粗，苔腻质赤，脉数不清。听诊肺呼吸音正常。势属麻疹尚未透齐，再予清达为治。

葛根一钱半	连翘二钱	生石膏八钱	蝉衣一钱
炒牛蒡子一钱半	橘皮一钱	橘络四分	桔梗一钱
樱桃核一钱半	赤芍二钱	白芍二钱	六一散三钱

一剂。

另：五粒回春丹一瓶，分两次服之。

4 月 10 日二诊：家人来诉：体温 37.3℃（腋），病情平稳，药服了三分之二的量。嘱继续服药。予五粒回春丹一瓶，分两次服之。

二十三、麻疹 3

林某，女，2 岁。

1958 年 12 月 20 日初诊：体温 38.8℃（腋），发热已 5 天，身热时退时作，咳嗽鼻涕，目呈水样。昨天晚上发热厉害，今早头面已发疹点。面色红润，苔白质红，呼吸略粗，纹暗不明，治以解肌透疹。

葛根一钱半	荆芥一钱半	防风一钱半	薄荷一钱
连翘二钱	蝉衣六分	研牛蒡子一钱半	橘红一钱
橘络五分	前胡八分	杏仁三钱	桔梗一钱半
赤芍一钱半	赤茯苓三钱	葱头三个	西河柳二钱

两剂。

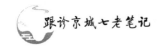

12月23日二诊：体温39℃（腋），疹现三日，点虽至足心尚未透齐，而头面有回隐之象，以致烦躁不安，加之积食未运，口唇干红，苔色厚腻，大便昨天已行一次，小溲短赤。治当继续透达，佐以消食，慎调为要。

薄荷一钱　　　　连翘二钱　　　葛根一钱半　　蝉衣六分
研牛蒡子一钱半　橘红一钱　　　橘络四分　　　焦山楂三钱
生谷芽三钱　　　赤芍一钱半　　赤茯苓三钱　　灯心草三尺
樱桃核一钱
两剂。
另：磺胺嘧啶两片，分六包，四小时一包。

二十四、麻疹肺炎 1

王某，女，2岁半。

1965年4月25日初诊：因发热6日，出疹2日，喘1日，于25日入院。体温39℃（腋），发育、营养中等，急病容，周身密布疹点，咽赤，心音有力，肺呼吸音粗，可闻及捻发音及小水泡音，肝肋下1cm，脾未扪及。中耳流脓，两脉浮数。诊为麻疹发疹期，支气管肺炎，右中耳炎。

证属麻疹发疹期，为肺闭型，予以轻宣透疹。

葛根二钱　　　前胡二钱　　　金银花四钱　　连翘二钱
生甘草一钱半　桔梗二钱　　　牛蒡子二钱　　鲜芦根五钱
竹叶二钱　　　荆穗一钱半
两剂。

4月27日二诊：今晨热解，疹渐退，咳嗽痰少，息平，精神食纳好转，心音有力，双肺底部有中小湿啰音，咳嗽，脉细数，苔薄黄。予以竹叶石膏汤加减。

竹叶一钱半　　生石膏四钱　　知母二钱　　　黄芩二钱
炒杏仁一钱半　南沙参三钱　　金银花三钱　　连翘三钱

鲜芦根四钱　　　栝楼三钱　　　　生甘草二钱
三剂。

5 月 2 日三诊：夜咳阵作，无痰，不喘不热，纳食尚可，大便色褐，尿黄，睡安，不喜饮水，有微汗，双肺中小湿啰音稀少，予以清热化痰养阴为治。

桑皮三钱　　　　炒杏仁一钱半　　黄芩二钱　　　　川贝母一钱
知母二钱　　　　南沙参三钱　　　金银花三钱　　　连翘三钱
栝楼三钱　　　　生甘草一钱　　　焦麦芽二钱
一剂。

5 月 3 日四诊：咳嗽，痰畅，不热不喘，纳可，5 月 5 日出院，原方带三剂，去知母。

二十五、麻疹肺炎 2

梁某，男，1 岁半。

1965 年 3 月 31 日初诊：该患儿疹出 5 天，两日来疹回，热退转咳，今晚始发热，体温 39.5℃（腋），因气喘入院。查体，营养发育中等，咽红，双肺痰鸣较多，在肺前后可闻及湿啰音，白细胞 $2.63×10^9$/L，中性粒细胞 57%，淋巴细胞 41%，心率正，肝肋下 1cm，脾（－），无脑膜刺激征，舌苔薄白，质赤，脉浮细数，入院后治以麻杏银翘汤及紫雪散。

生麻黄五分　　　炒杏仁一钱半　　生石膏五钱　　　生甘草五分
金银花三钱　　　连翘二钱　　　　鲜芦根四钱　　　桔梗二钱
黄芩二钱　　　　炙枇杷叶三钱　　炙前胡二钱
一剂。

另：紫雪散 3 分 ×2 包，日服两次，每次一包。

4 月 1 日二诊：体温 38℃（腋），热减有汗，喘减，咳不多，不渴，

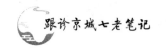

纳食、精神见好,大便未行,小便尚可,唇干,舌尖赤,苔光津少,脉细数,疹回。查体:双肺呼吸音粗,左肺呼吸音略低,可闻中小水泡音,心腹无殊,原方两剂。

4月3日三诊:热退,轻咳,余无不适,唯夜出浮汗,舌质赤,苔薄白,脉平,为肺胃热减,拟以桑杏汤清余热。

冬桑叶三钱	炒杏仁一钱半	生甘草五分	桔梗一钱半
知母一钱半	黄芩一钱半	金银花三钱	连翘二钱
鲜芦根四钱	南沙参二钱	炙前胡二钱	

三剂。

二十六、麻疹肺炎 3

王某,男,1岁。

1965年4月5日初诊:因发热9天,出疹5天,伴有轻咳而入院。高热40℃,壮热有微汗,气喘,咳嗽有痰,大便日一次,小便较少,食纳、精神尚可,舌质赤,苔薄白,脉浮数,疹头部已回。治以宣肺清热解毒。

生麻黄五分	炒杏仁一钱半	生石膏八钱	生甘草一钱
金银花三钱	连翘二钱	南沙参二钱	麦冬三钱
黄芩二钱	鲜芦根四钱	蝉衣一钱半	

两剂。

另:紫雪散3分×3包,每日服一包。

药后得知,体温降至38.8℃。

二十七、麻疹肺炎 4

张某,男,8个月。

1965年5月21日初诊:因发热1周,出疹4日,喘憋半日,体温

39.5℃（腋）入院。查发育、营养欠佳，急重病容，面色青灰，呼吸节律不整，心率达 200 次 / 分，双肺中小湿啰音，背部为多，腹软，肝肋下 3cm，剑突下 4.5cm，脾肋下 1.5cm，心系正常，周身皮疹渐隐退。

诊断：麻疹病毒肺炎，心衰Ⅱ度。

形体瘦弱，周身皮疹渐隐退，唇干，舌光无苔，面色青灰，呼吸不匀，两脉细数无力，属疹陷期，虚脱型。

红人参一钱　　　麦冬二钱　　　五味子五粒

一剂。

浓煎 100mL，分多次温服。

西药给青、链霉素。对症处理，给氧气、输血及输液。

5 月 22 日二诊：发热已退，喘促减轻，唯呼吸较弱，大便溏薄，小便较少，精神萎靡，面色暗黄发枯，舌尖糜烂，舌质微赤，苔光有津，脉细无力，四肢不温，疹色紫暗，为阴损及阳，有阴阳两脱之象，拟予救阴回阳。

红人参一钱　　　麦冬三钱　　　五味子五分　　　制附片一钱半

一剂。

5 月 23 日三诊：体温 37.4℃，有微汗，四肢尚温，喘亦大减，食纳、精神转佳，唯腹泻频，大便溏薄黄褐，小便清长，面黄，舌微赤，苔光有津，脉细数有力，肺内湿啰音散在。实为肢厥渐复、正气仍虚、脾运无权之象，仍须救阴回阳，佐以开脾生津为治。

红人参一钱　　　麦冬二钱　　　五味子五粒　　　制附片一钱

鲜姜一片　　　焦白术一钱半

一剂。

5 月 24 日四诊：体温正常，眠佳，咳少，食纳、精神佳，大便 4 次，略稀色黄，上方加焦麦芽二钱、炙甘草五分。

一剂。

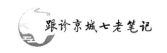

5月28日五诊：不咳不呛，纳乳可，大便稍稀，日一二行。查体：精神好转，面部肌肉略丰，舌无垢苔，心音有力，双肺未闻及啰音，腹软，肝肋下1cm，神经系正常，唯低热37.9℃，考虑与体质有关。双肺啰音已消失，诸症悉平，舌净，脉细缓，拟予调理脾胃以善后。

| 党参二钱 | 茯苓二钱 | 焦白术一钱 | 炙甘草五分 |
| 淮山药二钱 | 炒扁豆二钱 | 陈皮一钱 | 焦麦芽二钱 |

两剂。

二十八、麻疹肺炎5

郑某，男，1岁。

1965年5月28日初诊：因发热9天，出疹5天，体温39.5℃（腋），伴有轻喘而入院。查营养、发育尚可，急重病容，咽红，双肺啰音较多，心率快，心律整，肝肋下、剑突下各2cm，脾未触及，无脑征。

面赤唇红，舌质赤，苔光津少，疹较稠密，色暗红。轻喘气粗，咳声不扬。脉浮细数，腹软，肌肤热。

诊断：毒热型麻疹肺炎（脾胃蕴热）。

证系疹后肺胃热炽，津液大伤，拟予清肃肺胃，佐以解毒养阴，生津固脱，以防虚脱。

（1）红人参一钱，麦冬三钱，五味子七粒。

一剂，浓煎频服。

（2）紫雪散3分×3包，每服一包，日三次。

（3）麻杏石甘汤加味。

生麻黄一钱	炒杏仁一钱半	生石膏六钱	生甘草一钱
金银花四钱	连翘三钱	鲜芦根四钱	鲜生地黄三钱
蝉衣二钱	浙贝母二钱	黄芩二钱	

一剂。

每次服30mL，日三次，与上方交替服之。

二十九、肺炎

王某，女，3 岁半。

1965 年 4 月 9 日初诊：体温 38℃（腋），身热 4 日，心烦不安，面赤，唇干起裂。咳嗽不畅，鼻赤流涕，大便泄泻一次稀便，小便浑赤。颈下淋巴结肿大，左侧为甚，口渴嗜饮，舌苔腻质赤，呼吸音粗糙，左肺有明显湿啰音，脉数，腹膨。

良由温热之邪蓄遏气营，津伤热甚，为营气两燔之证，治当清营透气，防出麻疹。

玄参二钱	生地黄三钱	生石膏一两	薄荷八分
连翘二钱	炙枇杷叶一钱半	杏仁三钱	薏苡仁三钱
旋覆花一钱半	桔梗一钱	莱菔子二钱	天竺黄二钱

一剂。

另：五粒回春丹一瓶，分两次服之。

4 月 10 日二诊：服上药，热退，精神爽，欲饮食，稀泄已止，仅左肺部有湿性啰音，喉中痰鸣，苔薄。

上方减去旋覆花、桔梗、薄荷、天竺黄，加海浮石三钱，蛤粉三钱，大贝母二钱，全栝楼三钱。

两剂。

另：小儿百寿丹两丸，每日服一丸。

三十、丹痧（猩红热）

王某，女，2 岁。

1965 年 4 月 2 日初诊：病已 5 日，鼻涕，咳嗽，近两日来身热不解，呼吸略粗。检查：胸背丹痧隐隐，一片红赤状，如猩红云彩，苔白质赤，口周有苍白圈，肺呼吸音略粗糙，脉浮数且滑。

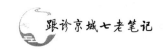

时气传染，疫毒郁肺，肺主皮毛，是以外发丹疹，咳嗽痰鸣，是为胃蕴痰热，治当疏达。

炙麻黄一钱	杏仁三钱	生甘草一钱	蝉衣一钱（研）
牛蒡子一钱半	赤芍一钱半	葛根一钱半	连翘二钱
灯心草三尺	生石膏八钱（先煎）		炙枇杷叶一钱半

一剂。

另：五粒回春丹一瓶，分两次服之。

三十一、风疹

朱某，男，12岁。

1963年1月21日初诊：头晕已经5年，由左臂摔伤引起，301医院诊为脑震荡后遗症。

刻下：经常在四肢部位出现小颗疹点，搔之痒甚，见风则起疙瘩。经治未愈，苔白，脉濡。

风湿血热蕴遏血分，以致头晕经常出现，风疹块痒甚，搔破流水。治当祛风清热，佐以利湿。

荆芥一钱半	连翘三钱	苦参二钱	苦丁茶一钱半
黄连五分	黄柏三钱	蝉衣一钱（炒）	白蒺藜三钱
赤芍三钱	粉丹皮一钱半	生地黄三钱	灯心草三尺

三剂。

另：牛黄解毒丸六粒，早晚各一粒。三黄一椒膏，搽痒处。

三十二、疹热积滞

刘某，男，2岁。

1965年4月9日初诊：体温38.6℃（腋），出疹已经十余日。本患痢疾，刻下痢疾已瘥，胸腹膨满，面黄呕吐，咳嗽不畅，小溲黄。苔白根腻，脉数。势属疹后积热未清，肺胃宣降失司。治当清化佐以导滞。

南沙参一钱半　　桑白皮一钱半　　地骨皮一钱半　　黄芩一钱半

煨木香一钱　　　川连五分　　　　姜竹茹八分　　　炙枇杷叶一钱半

生谷芽三钱　　　生麦芽三钱　　　黑山栀一钱　　　生石膏八钱

一剂。

次日家人来诉，药后症状减轻，因孩子服药困难，未予处方。

三十三、夹表结胸

侯某，男，1 岁。

1965 年 4 月 7 日初诊：体温 36℃（腋），证经 6 日，身热暮重，咳嗽鼻涕，气急不平，脘满嗳饱，大便一日两次。患儿体质较差，人工喂养，苔白咽红，心肺（－），脉滑，纹暗。

此为中结宿滞，外感表邪，肺胃肃降失职，中焦气机失展，以致表不和而里滞不化也，治当肃肺止咳，宽胸导滞。

桑叶一钱半　　　菊花一钱半　　　半夏一钱　　　　橘皮一钱

川连四分　　　　砂仁米四分　　　焦三仙四钱　　　黑山栀五分

淡豆豉三钱　　　全栝楼一钱半（炒）　　　　　　　炙枇杷叶一钱半

橘络四分（姜汁炒）

一剂。

另：太极丸两粒，早晚各一粒。

4 月 8 日二诊：体温 40℃（腋），药后呼吸仍然不平，且增壮热无汗，脘满嗳饱，咳嗽不畅，听诊呼吸音粗糙，有散在性啰音，苔薄白，脉数，纹暗。良由患儿体质薄弱，外邪痰滞壅遏，阻塞肺胃，人小证重之至，治当清化。

炙麻黄八分　　　杏仁三钱　　　　生石膏六钱　　　生甘草五分

黄芩一钱半　　　川连四分　　　　薄荷八分　　　　连翘三钱

莱菔子一钱　　　炙枇杷叶一钱半

一剂。

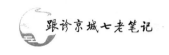

另：至圣保元丹两粒，分两次服之。请西医会诊。

三十四、表里双解

刘某，男，1岁。

1961年1月22日初诊：风疹块已好，面浮肿加重，手脚亦肿，气粗不平，早晨3～4时许，开始发高热，迄来稍降，心肺听诊（−），肝脾未触及。苔腻脉数。势属风水血热相搏于肌腠之间，表里交阻垒结之象，治当清解，宗以越婢汤化裁。

炙麻黄六分	生石膏五钱	桑白皮三钱	杏仁一钱
薏苡仁一钱	金银花二钱	连翘二钱	陈皮一钱半
大腹皮二钱	生姜皮三分	灯心草三尺	

两剂。

另：牛黄镇惊丸两粒，分两次服。

1月24日二诊：体温37℃（腋），药后面浮已消，风疹亦退，尚遗身热未解，仍有鼻涕，脘满，腹膨溲黄，大便干结，良由风表痰滞，互遏表里，治以双解，宗凉膈法。

薄荷一钱	连翘二钱	黑山栀一钱半	荆芥一钱半
防风一钱	橘红一钱	风化硝二钱	制大黄一钱
焦三仙四钱	灯心草三尺		

一剂。

另：太极丸两粒。

三十五、黄汗

张某，男，13岁。

1965年4月11日初诊（未记录上次医案）。1965年4月25日，隔一周未视，日来眼干而涩，口干欲冷饮，手心热，黄汗出，时有恶寒，咳嗽，有时打喷嚏，苔白脉缓，此为风热之邪上干，治当清解。宗羌活散郁汤加减。

羌活一钱	防风二钱	桑叶三钱	菊花三钱
蝉衣一钱	川连二钱	黄柏三钱	生地黄三钱
赤芍三钱	木贼草三钱	车前子三钱	

两剂。

另：牛黄解毒丸四粒，早晚各服一粒。

5 月 9 日二诊：体温 37℃（腋），隔一周未视，前投之剂，表邪已解，唯手足心汗出甚多，心烦，溲黄，入暮作热，夜卧尚安，苔白质赤，脉象沉数。良由湿热蒸灼，治当当归六黄法。

当归二钱	生黄芪四钱	黄连三钱	黄柏三钱
黄芩三钱	生地黄三钱	熟地黄三钱	

两剂。

三十六、咳嗽 1

叶某，男，8 岁。

1963 年 3 月 16 日初诊：体温 37.2℃（腋），服药后身热转壮至 39.3℃，刻下体温已下降不少，唯咳嗽增多，苔白脉数，精神活泼如常，大便已解一次，小溲微黄，脉数不清。此属外感夹以宿滞，未克尽化之象，治当疏解。

炙麻黄八分	杏仁三钱	生石膏六钱	炙甘草一钱
桔梗一钱	海浮石三钱	炒干姜二分	炒麦芽三钱
黄连五分（炒）	炒稻芽三钱	炙枇杷叶二钱	蛤粉三钱（先煎）
旋覆花二钱（布包）			

两剂。

另：梨膏两瓶，每次一匙，用水化服。

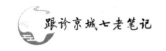

3月19日二诊：药后身热已解，咳嗽较轻而有痰，自汗溲黄，脉来平静。治当清肺化痰，佐以调胃。

南沙参二钱	桑叶二钱	杏仁三钱	薏苡仁三钱
大贝母一钱半	炙枇杷叶二钱	橘红一钱半	橘络五分
桔梗一钱	黄芪二钱	炒白术二钱	炒谷芽三钱
炒麦芽三钱			

两剂。

3月21日三诊：案述如上，拟以调理脾胃，以善其后。

南沙参三钱	黄芪二钱	茯苓二钱	炒白术二钱
杏仁三钱	薏苡仁三钱	橘皮一钱半	橘络五分
莱菔子一钱半	炙枇杷叶二钱	建曲三钱	炒稻芽三钱
炒麦芽三钱			

两剂。

三十七、咳嗽 2

谢某，女，1岁。

1962年3月15日初诊：咳嗽发热已3日，痰涎涌长，曾在铁道兵医院（现中铁十二局集团中心医院）门诊治疗，注射8针青霉素而效果不佳。呼吸粗，脉数。

风表袭肺，痰滞遏中，以致咳嗽痰鸣，呼吸不利，夜卧不安，便秘溲黄，舌苔薄，质赤，脉数不清。治当清化。

炙麻黄五分	杏仁二钱	生石膏五钱	生甘草五分
薄荷一钱半	旋覆花一钱半	橘红一钱	桔梗一钱
研牛蒡子一钱半	炙枇杷叶一钱半	葱头三个	

两剂。

另：至圣保元丹两粒，早晚各服半粒。

11 月 20 日二诊：两足烫伤未愈，机体抗邪能力低下，加以日来气候异常，稍感风邪，以致咳嗽唇红，喉间痰鸣，呼吸不平，夜卧不安，大便失常，苔白，纹暗。治当清肺化痰，止咳定喘。

炙麻黄五分	杏仁一钱半	生甘草五分	生石膏四钱
旋覆花一钱半	前胡一钱	桔梗一钱	大贝母一钱半
炙紫菀一钱半	炙枇杷叶一钱半（包）		

两剂。

另：至圣保元丹四粒，早晚各服一粒。

11 月 22 日三诊：药后咳嗽大减，喉间痰鸣，脚部烫伤，抓破疼痛，一夜未眠，苔白唇红，纹暗不明。治当清化。

桑叶一钱半	生石膏三钱	苏子一钱	莱菔子一钱
葶苈子八分	橘皮一钱	橘络四分	法半夏一钱半
砂仁米五分	桔梗一钱	焦三仙四钱	

两剂。

11 月 26 日四诊：药后诸症大减，咳痰尚未尽已，夜卧不安，脘满唇红，苔白，纹暗。治当再步原意。

桑叶一钱半	生石膏三钱	黑山栀一钱	黄芩一钱半
橘红一钱	莱菔子一钱	黄连五分	焦三仙四钱
枳壳一钱	川郁金一钱	桔梗一钱	

两剂。

另：小儿止咳糖浆一瓶，每服 2mL，日服两次。

三十八、咳嗽（感冒）

1963 年 3 月 3 日：朱部长来诉，家儿感冒咳嗽。

| 炙麻黄八分 | 杏仁三钱 | 生石膏四钱 | 炙甘草一钱 |
| 旋覆花二钱 | 前胡一钱半 | 桔梗一钱 | 大贝母二钱 |

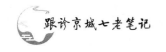

橘皮一钱 　　　橘络五分 　　　焦三仙三钱 　　　薄荷一钱半

两剂。

三十九、咳嗽（肺脾湿热）

张某，男，6 岁。

去年曾患肝炎，住儿童医院一个半月已愈。最近经常咳嗽，鼻流浊涕，小溲发浑，饮食不甘，日渐消瘦，苔白，咽不红，脉数。查体：心（－），肺（－），肝脾未扪及。

势属肺脾湿热蒙重、转输不利之象，治当清解。

茯苓二钱 　　　炒白术二钱 　　　黄连一钱 　　　黄芩一钱半

炙枇杷叶二钱 　姜竹茹一钱 　　　大贝母二钱 　　　生薏苡仁三钱

六一散三钱 　　炒谷芽三钱 　　　炒麦芽三钱 　　　灯心草三尺

三剂。

另：橘红丸三粒，早晚各半粒。

四十、咳嗽（脾虚胃热）

刘某，女，2 岁。

1963 年 1 月 22 日初诊：经常咳嗽，气粗痰鸣，西医诊断为气管炎，刻下面唇俱红，小溲黄，苔薄脉数。肺蕴痰热之象，治当清宣肃肺。

至圣保元丹六粒，早晚各一粒。

1 月 25 日二诊：据云咳嗽已瘥，大便干燥，小溲黄浑。势属脾虚，津液不足，内热羁留之象。治当健胃补虚，清热利便。

人参二钱 　　　黄芪二钱 　　　茯苓二钱 　　　炒白术二钱

枳实一钱 　　　川郁金一钱 　　　黄连五分 　　　六一散二钱

风化硝一钱（化服） 　　　　　焦三仙四钱

两剂。

另：妙灵丹十粒，早晚各一粒。

1 月 29 日三诊：咳嗽痰鸣已解，纳食较甘，唇红欠润，苔白脉数。良由肺热尚未尽解，治当清肺化痰，佐以调脾。

南沙参一钱半	茯苓二钱	炒白术一钱半	桑叶一钱半
黄芩一钱半	橘皮一钱	炙枇杷叶二钱	大贝母一钱半
生薏苡仁三钱	黄芪二钱	桔梗一钱	

三剂。

2 月 2 日四诊：案如上述，拟以清肺调胃为治。

党参二钱	黄芪二钱	茯苓二钱	炒白术二钱
连翘二钱	黄连五分	橘皮一钱	大贝母一钱半
莱菔子一钱	炙枇杷叶一钱半	焦三仙四钱	

三剂。

另：妙灵丹六粒，早晚各一粒。

四十一、咳嗽（风痰束肺）

张某，男，6 个月。

1963 年 1 月 22 日初诊：咳嗽五六日，早起增剧，喉间有痰，鼻流清涕，喷嚏，大便一日二三次，不发热，平素有气管炎史，近日服宝元丹效果不好。苔白，神情活泼，喉间有痰鸣音。

风寒外束，痰滞不宣所致。咳嗽频频，早起增剧，鼻涕喷嚏，苔白纹紫，法当宣肺涤痰，肺气宣则气道通，气道通则痰可自化，而咳告止。

金沸草一钱半	前胡八分	桔梗八分	防风一钱
薄荷一钱	橘皮一钱	法半夏一钱	大贝母一钱半
郁金一钱	莱菔子八分	焦三仙四钱	

两剂。

另：小儿清肺散二分 ×6 包，日三次，每次服一包。

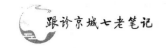

四十二、咳嗽（风寒束肺）

宋某，女，5 岁。

1962 年 10 月 16 日初诊：前后咳嗽较瘥，尚未痊愈。面色青紫不华，消瘦形寒，咳嗽无痰，苔白脉濡。良由平素肺虚、形寒饮冷伤肺所致，治当温肺散寒，宗圣惠橘皮散化裁。

苏叶八分	炙紫菀一钱半	南沙参一钱半	研牛蒡子一钱半
制香附二钱	橘皮一钱	法半夏一钱半	桔梗一钱
砂仁米五分			

两剂。

四十三、咳嗽（风热束肺）

何某，女，9 岁。

1962 年 12 月 3 日初诊：风热痰滞互遏肺胃，以致咳嗽颧赤，口唇发红，胸膺隐痛，胃脘按痛，苔白脉浮，治当清热化痰。

桑叶二钱	菊花二钱	大贝母一钱半	杏仁二钱
薏苡仁二钱	炙枇杷叶二钱	橘红一钱半	炙紫菀一钱半
焦三仙四钱	莱菔子一钱	川郁金一钱	生石膏五钱（先煎）

两剂。

另：梨膏两瓶。

1963 年 3 月 13 日二诊：发热 2 天，昨晚呕吐 2 次，吐出物系所食之萝卜，头晕，精神不振，大便 4 日未行，脉数有力，舌苔中布白腻。证为外感时邪，阳明积滞中阻，郁蒸化热所致，治以辛凉解表，疏中化滞。

金银花三钱	连翘三钱	薄荷一钱	杏仁三钱
焦山栀二钱	川连五分	生石膏八钱	焦四仙五钱
制川军一钱半	全栝楼四钱	六一散四钱（包）	

两剂。

四十四、百日咳 1

李某，男，2 岁。

1965 年 4 月 2 日初诊：体温 36℃（腋），百日咳发已二十余日，成阵发作，咳剧则泛吐，此刻则鼻衄频流，颜面微浮，大便干燥，曾经注射链霉素等药而未效，苔白质赤，脉数。

此为时气侵肺，肺气痹阻，痰壅入络，气道不宣，治节失职所致。证势缠绵，治当清金涤痰，佐以肃肺止咳。

干芦根一两	桃仁三钱	杏仁三钱	冬瓜仁三钱
莱菔子一钱	葶苈子一钱	钩藤二钱	炙僵蚕一钱半
车前子五钱	白茅根五钱	黛蛤散三钱	黑山栀一钱

三剂。

另：鹭鸶咯丸六粒，早晚各服一粒。

四十五、百日咳 2

杜某，女，4 岁。

1962 年 6 月 23 日初诊：咳嗽已一月，呛呕泛吐，日十余次，经西药治疗无效。苔白质赤，呼吸略粗，脉弦数，证属肺气不宣，治以宣肺涤痰。

芦根五钱	杏仁三钱	薏苡仁三钱	冬瓜子一钱半
钩藤三钱	蝉衣八分	研牛蒡子一钱半	黛蛤散三钱
橘皮一钱	橘络四分	炙枇杷叶一钱半	车前子四钱
桔梗一钱			

两剂。

另：鹭鸶咯丸四粒，早晚各一粒。

（注：后来获悉痊愈。）

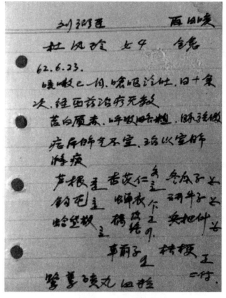

图 1-1　1962 年刘弼臣医案（1）

四十六、百日咳、泄泻

谢某，男，1 岁半。

1962 年 11 月 10 日初诊：泄泻已两月有余，体质衰弱不堪，近 2 周来患百日咳，咳呛频频，泛吐痰涎，脘满嗳饱，大便泄泻无度，小溲不利，颜面浮肿，曾在儿童医院治疗，诊为百日咳，并发肾炎，服土霉素收效不显，苔白脉数无力。

势属体质薄弱，脾虚不健，运化失常，转输不利，影响肺之治节，故肃降不行，治当健脾利水，以开肺之上源，庶几诸状可已。

党参二钱	茯苓二钱	炒白术二钱	生甘草一钱
橘皮一钱半	法半夏一钱半	煨木香一钱半	砂仁米五分
桔梗一钱半	桑白皮一钱半	车前子五钱（包）	

一剂。

另：鹭鸶咯丸两粒，分两次服。

11 月 13 日二诊：药后大便仅一次，胃纳亦佳，腹膨较松，咳呛亦已，水肿向消，汗出涔涔，苔白，纹紫，势当健脾利水接治。

党参二钱	黄芪二钱	淮山药三钱	炒白术二钱
白扁豆三钱	莲子肉三钱	炒薏苡仁三钱	煨木香一钱
砂仁五分	车前子三钱	焦三仙四钱	

两剂。

另：鹭鸶咯丸四粒，早晚各服一粒。

11 月 15 日三诊：服药后咳嗽减轻，大便已转正常，小便稍黄，食欲也佳，漐漐汗出。现唯有咳嗽，有稀白痰，颜面浮肿。前方既效，可再服之。

党参二钱	黄芪二钱	茯苓二钱	炒白术二钱
白扁豆三钱	莲子肉三钱	炒薏苡仁三钱	煨木香一钱
焦三仙四钱	车前子五钱	泽泻一钱半	

三剂。

另：鹭鸶咯丸六粒，早晚各服一粒。

11 月 19 日四诊：服上药后诸证已除，并且能独立行走，胃纳亦佳，唯今天又腹泻，因久泻脾虚，还应投以健脾之剂。

党参二钱	黄芪二钱	白扁豆三钱	山药三钱
炙甘草一钱	白术一钱半	莲子肉三钱	砂仁一钱
煨木香二钱	焦三仙四钱	莱菔子一钱	

三剂。

11 月 22 日五诊：审属湿热积滞不运，壅遏肠胃所致。治当清泄，以冀泻已利止，胀已利定。

葛根一钱半	黄芩一钱半	黄连五分	薄荷八分
煨木香一钱	白芍二钱	神曲三钱	槟榔一钱
枳实一钱	猪苓一钱半	泽泻一钱半	

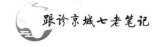

两剂。

四十七、咳喘

李某，女，6 岁。

1962 年 12 月 3 日初诊：患儿患气管炎已有年余，病发时咳嗽气喘，痰响有声，最近三四天来，旧恙又发，入夜则咳喘不能平卧，白天则如常。两颊发红，精神佳，舌苔薄白，脉细，腹平。

咳喘年余，遇凉则发，痰浊内阻，外受客感，则肺气壅塞，清肃失司而上逆，为喘为咳。治拟宣肺定喘，先与定喘汤化裁。

炙麻黄一钱	款冬花一钱半	白前一钱半	法半夏一钱半
桑白皮二钱	黄芩一钱半	五味子八分	细辛五分
杏仁三钱	炒苏子二钱	旋覆花二钱（包）	

三剂。

四十八、痰喘

耿某，女，35 天。

1962 年 11 月 22 日初诊：生后眼干，经常上火，近两日来咳嗽喘鸣，痰壅气促，但不发热，夜卧不安，大便每日一行，小溲不浑，鼻堵不通，苔白，口角痰涎满溢。呼吸不匀，肺呼吸音略粗，纹紫明显，白细胞：2.58×10^9/L。检查：X 光胸透，双肺心膈未见异常。

初步诊断：①感冒；②支气管炎；③痰鸣。

炙麻黄五分	杏仁二钱	生石膏三钱	生甘草五分
莱菔子八分	研牛蒡子一钱	海浮石二钱	天竺黄一钱半
法半夏一钱	大贝母一钱	黄连五分	炒干姜二分

一剂。

另：至圣保元丹一粒，分两次化服。

11 月 23 日二诊：进前药后，喘促有减，仍宗前法去半夏加黄芩一钱、栝楼一钱半。

两剂。

另：至圣保元丹两粒，每服一粒。

四十九、哮喘 1

何某，男，13 岁。

1962 年 10 月 23 日初诊：哮喘风痰已经 4 年，屡发不已，经儿童医院治疗可暂时缓解，但仍频发不已。近又发作，喘势尤剧，鼻部流血，痰黄不能平卧，喜就冷地，口唇干红，舌苔厚腻色黄，脉弦滑，呼吸尚粗。

哮喘风根，屡因外感而诱发，近则喘作较剧，苔黄唇焦，小溲浑赤，便秘气粗。审属正虚夹热，痰阻气逆所致，治暂清化痰热，以治标邪，再议健脾，以从本治。

炙麻黄八分	杏仁三钱	黄芩一钱半	款冬花一钱半
炙枇杷叶二钱	桑白皮二钱	五味子一钱	净蛤粉一钱
海浮石三钱	银杏三钱	大贝母一钱半	

三剂。

另：定喘丸六粒，早晚各一粒。

10 月 26 日二诊：连进三剂，哮喘已安，每晚入睡能够平卧，咳嗽亦稀，痰涎大减，唯夜间汗出甚多，呼吸不利，唇舌干红，喉咙痒，脉滑，苔色薄白。势属外邪痰浊尚解，体气衰惫未复，治当标本并治，补脾豁痰。

人参二钱	黄芪二钱	茯苓二钱	炒白术二钱
炙甘草一钱	橘红一钱半	半夏曲二钱	五味子一钱
诃子一钱半	乌梅一钱半	银杏二钱	黄芩二钱

三剂。

另：定喘丸六粒，早晚各服一粒。

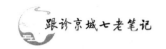

10月30日三诊：连进3剂，咳减汗敛，喘势未作，食欲转佳，唯肺阴未复，气分亦单，以致痰涎尚多，唇红欠润，苔薄质娇，微呈光刺，脉细数。拟以气阴双补，以冀正复阴充而免复发。

人参二钱	黄芪二钱	茯苓二钱	炒白术二钱
炙甘草一钱	马兜铃二钱	研牛蒡子二钱	杏仁二钱
薏苡仁二钱	蛤粉炒阿胶二钱	黄芩二钱	生地黄三钱
桑白皮二钱			

六剂。

另：定喘丸六粒，早晚各服一粒。

11月20日四诊：连进六剂，哮喘未作，唯咳嗽尚未尽已，胃纳欠馨，面唇显红，舌质娇胖。诚为气阴不足，肺胃转输失利，痰壅气道所致。治当补益气阴，利气化痰，以希咳止庶免喘作。

人参二钱	黄芪二钱	生地黄三钱	百合二钱
海浮石三钱	炙枇杷叶二钱	炒谷芽三钱	炒麦芽三钱
紫石英三钱	神曲三钱	蛤蚧一对（另煎兑服）	

三剂。

11月23日五诊：上方加黄芩二钱服6剂。

11月29日六诊：原方加生石膏五钱、六一散三钱，减去紫石英、百合，接服6剂。

另：予膏剂：

白人参四两	黄芪四两	茯苓四两	炒白术四两
炒白芍四两	当归四两	生地黄半斤	生石膏半斤
黄芩四两	蛤粉四两	海浮石四两	炙枇杷叶二两
橘红二两	紫石英四两	黄连一两	五味子一两
款冬花二两	阿胶二两	生薏苡仁四两	远志二两
川贝母二两			

一剂。

浓煎去渣存汁，以糖三斤，文火收膏，瓷器储之，每次一匙，开水化服，一日两次。

12 月 4 日七诊：哮喘经治以来，适值气候骤变之季，并未引发，仅有轻微咳嗽，每服梨膏即愈，刻下痰豁气舒，胃纳正常，二便调和，左脉稍数，颧唇尚红。良由肺虚之体，痰热久羁，尚未尽解所致，治当继守原方化裁，佐以膏剂常服，冀从根治。

白人参三钱	黄芪二钱	黄芩一钱半	生地黄三钱
海浮石三钱	紫石英三钱	炙枇杷叶二钱	川郁金一钱半

蛤蚧粉炒阿胶二钱

三剂。

1963 年 1 月 31 日八诊：最近因天气不常而感寒，咳嗽微有发作，并未太喘，口唇干红，脉微数。审属肺热不宣，治当清化。

桑叶二钱	杏仁三钱	蛤壳三钱	海浮石三钱
黄芩一钱半	大贝母二钱	炙紫菀一钱半	桔梗一钱半
炙枇杷叶二钱	黄连八分		

三剂。

另：二母宁嗽丸三粒，日服一粒。

五十、哮喘 2

樊某，男，8 岁。

1963 年 2 月 12 日初诊：证本患有耳道炎，口腔炎，近 3 日来突然作喘，晚间尤剧，不能平卧，喉间痰鸣，如拽锯声，苔白，肺部满布传导音，呼吸不平，脉弦数，肝脾未扪及。

患儿本体胖多湿，以致湿积成痰。风热之邪未能及时发散，以致壅结气道，形成喘作痰鸣。证势较重，治当肃肺定喘，宗以五虎汤化裁。

炙麻黄八分	杏仁二钱	生石膏四钱	生甘草五分

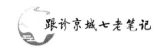

细茶一撮	莱菔子八分	五味子五分	研牛蒡子一钱半
紫石英二钱	海浮石三钱	蛤壳二钱	

两剂。

另：至圣保元丹四粒，早晚各一粒。

2月14日二诊：药后喘势已减，暮间已能入睡，唯喉间仍然痰鸣，流涎甚多，苔白纹暗。良由热邪虽盛，湿痰未净，宗以六君子汤健脾化痰，佐以宣降和中，以杜生痰之源，庶几病自解也。

党参一钱半	茯苓二钱	炒白术二钱	炙甘草五分
橘皮一钱	半夏曲一钱半	莱菔子一钱	黄连三分
炒干姜二分	广木香八分	砂仁米三分	陈胆星八分

两剂。

另：定喘丸两粒，早晚各半粒。

2月16日三诊：隔日未视，喘势已止，睡眠亦佳，喉间痰鸣，口角流涎，大见减轻，饮食尚可。昨天大便泄泻三次，苔白，纹暗。此为脾虚湿盛之明证，治当温化痰饮，宗以苓桂术甘汤加味。

茯苓二钱	炒白术二钱	肉桂八分	炙甘草一钱
橘皮一钱	炒半夏一钱	广木香一钱	砂仁四分
炒干姜三分	党参二钱	炙枇杷叶一钱半	

三剂。

2月19日见效，又予上方三剂。

五十一、哮喘3

胡某，女，9岁。

1963年3月13日初诊：咳喘气憋，减而未止，据述病程已历两月余，自汗出，咳喘以夜晚为甚，喘时喉中痰鸣有声，气粗不平，脉细苔白。病久肺气失宣，有痰热壅阻之象，拟小青龙加生石膏法。

炙麻黄一钱	桂枝一钱半	白芍一钱半	细辛五分
五味子五分	干姜三分	法半夏一钱半	炙甘草一钱
生石膏一两			

两剂。

五十二、哮喘 4

李某，女，8 岁半。

1962 年 11 月 23 日初诊：患儿自小因着凉，咳嗽气喘，经西药治疗收效不显，咳嗽加剧。自今年八月间经割治疗法以来，先后治疗 4 次，迄今两个半月并未发作。但日来因感冒复又喘作，咳嗽痰鸣，难以平卧，苔白而滑，呼吸不平，脉弦数。

痰哮夙恶，近感外邪复发，咳逆倚息难以平卧，痰鸣辘辘，苔白脉数，治守有病治标之原则，拟以定喘汤化裁。

炙麻黄六分	杏仁三钱	桑白皮二钱	生石膏五钱
黄芩一钱半	五味子五分	银杏二钱	款冬花一钱半
桔梗一钱	橘皮一钱	大贝母一钱半	

三剂。

另：梨膏二瓶。定喘丸六粒，早晚各服一粒。

五十三、泄泻 1

曹某，女，13 岁。

1963 年 3 月 1 日初诊：诉患儿近五天来腹痛、泄泻、肠鸣，便下为黄白色，时为稀便，时有黏样便，无腥臭味，每日 4 ～ 5 次，饮食不香，舌苔白腻，脉沉，口渴欲饮水。

证属脾胃虚寒，治拟健脾温中和胃以止泻。

党参三钱	炒白术三钱	茯苓三钱	干姜五分

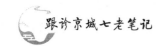
煨木香一钱　　　砂仁一钱半　　　炒白芍二钱　　　甘草一钱

炒陈皮一钱半　　厚朴一钱半　　　生、熟苡仁各二钱

三剂。

3月14日二诊：服上药后便利次数又增加，但量较少，肠鸣，腹痛，饮食转佳。苔白腻厚，脉沉。

势属湿热积滞不运，蕴遏肠间所致。治当清解，宗枳实导滞法。

枳实一钱半　　　槟榔一钱　　　　茯苓二钱　　　　炒白术二钱

泽泻二钱　　　　神曲三钱　　　　黄连一钱　　　　黄芩一钱半

制大黄一钱　　　青木香一钱　　　炒川朴八分

两剂。

五十四、泄泻2

周某，男，1岁。

1962年10月23日初诊：腹泻已经5日，色黄，有不消化物，泻时腹痛肠鸣，一日约十次，脘腹嗳饱，口唇干红，经注射青霉素、合霉素而未获效，特来门诊治疗，苔白，呼吸略粗。

感邪夹以乳滞不运，清浊混淆肠间，以致泄泻，一日十次，肠鸣腹痛，苔白。治当清利，佐以消导法。

黄连五分　　　　黄芩一钱半　　　枳实一钱　　　　槟榔五分

广皮一钱　　　　煨木香一钱　　　白芍一钱半　　　炒川朴五分

焦三仙四钱　　　猪苓二钱半　　　泽泻一钱半

两剂。

五十五、泄泻3

肖某，男，3个月。

1962年6月2日初诊：体温36.7℃（腋），近十余天来腹泻，日达十余次之多，便腐臭，有奶块，一般是先干后稀，出虚恭，能纳，小便如常，精神佳。便前啼哭，便后则舒。气色如常，苔净，纹暗不明。腹泻已经一候，腹痛，溲黄，苔白。审由感寒停滞所致，治当疏利。

藿梗一钱	苏梗一钱	带皮茯苓二钱	猪苓一钱半
泽泻一钱半	炒白术一钱半	官桂五分	广皮一钱
焦三仙三钱	煨木香八分	砂仁米四分	

两剂。

7月4日二诊：昨晚因受凉闭塞皮毛，突然高热，鼻涕，微咳，迄今未解，苔白脉浮。治当疏化。

薄荷八分	连翘二钱	金银花一钱半	葛根一钱半
防风一钱	豆豉二钱	橘皮一钱	法半夏一钱
焦三仙四钱	葱头三个		

两剂。

另：小儿至宝锭两粒，早晚各服半粒。

8月27日三诊：药后泄泻2次，小溲转利，脘满嗳饱，苔白唇红，治守原方之法。

猪苓一钱半	泽泻一钱半	炒白术一钱半	藿梗一钱
橘皮一钱	煨木香一钱	黄连五分	焦三仙四钱
川郁金一钱	车前子一钱半	六一散二钱（包）	

两剂。

另：和脾散三分×6包，一日三次，每次一包。

8月30日四诊：泄泻恢复正常，诸状均解，拟以调脾利湿法。

党参一钱半	炒白术一钱半	茯苓二钱	猪苓一钱半
泽泻一钱半	橘皮一钱	黄连五分	木香一钱
焦三仙四钱	六一散二钱（包煎）		

四剂。

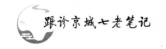

另：和脾散三分×12包，一包，日三次。

11月21日五诊：腹泻3日，味腥且臭，腹膨溲少，脘满嗳饱，苔白脉滑，夜卧不安。审属误食黏腻所致，治当消导和中。

枳实一钱	黄芩一钱	黄连五分	炒白术一钱半
槟榔五分	煨木香一钱	炒川朴五分	神曲三钱
炒谷芽三钱	炒麦芽三钱	砂仁米五分	泽泻一钱半

四剂。

另：和脾散三分×12包，日三次，每一包。

五十六、腹泻、口疮

席某，男，2岁。

1962年10月26日初诊：腹泻三日，日五六次，夹黏液成泡沫状，气味臭，日来伴有呕吐，脘满嗳饱，小溲黄浑，夜卧不安。苔白、纹色紫滞。审属湿热积滞不运，壅遏肠胃以致升降失常所致，治以清解消导，宗枳实导滞丸化裁。

枳实一钱	槟榔八分	黄芩一钱半	黄连五分
制大黄一钱	煨木香一钱	泽泻一钱半	茯苓二钱
炒白术一钱半	神曲三钱	猪苓一钱半	

两剂。

另：太极丸四粒，早晚各一粒。

12月27日二诊：心脾积热以致口舌糜破，有臭味，溲黄，纳谷不甘，心烦心热，苔白脉数，治当清解。

黄连五分	生石膏五钱	生甘草五分	桔梗一钱
细木通一钱半	滑石二钱	炒谷芽三钱	炒麦芽三钱
陈皮一钱半	薄荷八分	葛根一钱半	黑山栀一钱半
灯心草三尺			

两剂。

另：冰硼散一瓶，吹口中少许。

五十七、黄疸 1

辛某，女，3 岁半。

1963 年 3 月 23 日初诊：刻下两目黄染，周身无力，小溲黄甚，食欲不振。势属黄疸，治当清利，佐以疏风，盖风能胜湿也。

西茵陈四钱	麻黄六分	羌活八分	防风一钱半
黑山栀一钱半	黄柏二钱	猪苓二钱	六一散三钱
秦艽一钱半	生姜皮三分		

三剂。

五十八、黄疸 2

许某，男，13 岁。

1963 年 2 月 28 日初诊：22 日发现肌肤眼球黄染，日来逐渐加深，经医务所诊断有肝炎之可疑，特来门诊治疗，刻下身热不高，纳谷不好，胃口有胀闷，小溲黄，苔白，脉弦。肝大一横指，剑突下 4cm。印象：黄疸型肝炎。

处理：查肝功能；查"尿三胆"；服中药。

西茵陈三钱	黑山栀二钱	黄柏三钱	炒川朴一钱
荆芥二钱	防风二钱	秦艽二钱	羌活一钱半
六一散三钱	葱头三个	灯心草三尺	

三剂。

3 月 2 日二诊：药后黄染稍退，小溲尚少，大便秽浊，胃纳正常，精神尚佳。势属湿热蕴遏阳明，治当清热利湿，佐以升散，盖风能胜湿也。

| 西茵陈三钱 | 黑山栀二钱 | 黄柏三钱 | 羌活一钱半 |

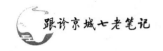
防风一钱半　　秦艽二钱　　　黄芩一钱半　　香白芷一钱半

猪苓二钱　　　泽泻二钱　　　六一散三钱

三剂。

3月9日三诊：药后黄疸基本消退，诸状均佳，肝肋下1cm，剑突下2cm。当再清利治之。

西茵陈三钱　　黄柏二钱　　　黑山栀一钱半　　茯苓三钱

泽泻三钱　　　炒白术三钱　　淮山药三钱　　　生姜皮三分

六一散三钱（包煎）　　　　　焦三仙四钱

三剂。

3月12日四诊：黄疸全部消退，临床症状不明显。饮食、精神、面部气色均正常。当从调脾利湿清热治之，以收崇本之效。

党参二钱　　　黄芪二钱　　　茯苓二钱　　　猪苓二钱

西茵陈三钱　　泽泻二钱　　　炒白术二钱　　焦三仙四钱

黄柏二钱　　　煨生姜二片　　小红枣三枚　　生、熟薏苡仁各三钱

三剂。

五十九、黄疸3

马某，女，6岁。

1962年11月9日初诊：一周来食欲殊感不振，小溲发浑，精神欠佳，日来两眼巩膜发黄，面色黄滞。检查：肝缘肋下3cm有压痛，质地较硬，腹部柔软，苔白脉弦。审属黄疸，由脾胃运化湿热失职，胆汁外溢所致，治当清利。

西茵陈三钱　　黑山栀一钱　　制大黄一钱半　　苏梗一钱半

佩兰梗一钱半　炒薏苡仁三钱　广皮一钱半　　焦三仙四钱

六一散三钱（包煎）　　　　　黄柏二钱　　　生姜皮三分

三剂。

另：保和丸六钱 ×2 袋，口服一钱半，日 3 次。

11 月 13 日二诊：药后食欲转振，小溲仍浑，巩膜黄染非常明显，精神尚佳，肝季肋下扩展至 5cm，马氏单位 17 射絮卅 GPT331（当年检查结果）。病势尚在进展。本证由湿热蒸遏所致，治当清散分利，宗"风能胜湿"之旨。

西茵陈三钱	黑山栀一钱半	黄柏二钱	羌活一钱
防风一钱半	秦艽一钱半	川芎一钱半	白芷一钱半
温六散三钱（六一散加干姜）		泽泻二钱	生姜皮三分

三剂。

11 月 17 日三诊：巩膜黄染大消，小溲尚黄，精神食欲尚佳，苔白脉弦，此湿热尚存，治再原法增易。

西茵陈三钱	黑山栀一钱半	黄柏二钱	羌活一钱
防风一钱半	秦艽一钱半	泽泻二钱	猪苓二钱
炒白术二钱	六一散三钱	焦三仙四钱	灯心草三尺

三剂。

反馈：病人讲药后常微汗出，大便稀，日 2 次，湿热乃去矣。

六十、黄疸 4

沈某，男，2 岁。

1962 年 11 月 2 日初诊：急性传染性肝炎（当年诊断），一周来食欲不好，呕吐腹泻，面部皮肤发黄，体怠乏力，口干腹胀，小溲如酱油，苔白，脉缓，巩膜黄染。审属湿热不运，胆汁外溢之象，治当清湿利疸。

西茵陈二钱	黑山栀一钱半	黄柏二钱	生苍术一钱
橘皮一钱	煨木香一钱	猪苓一钱半	泽泻一钱半
炒薏苡仁三钱	生姜皮三分		

三剂。

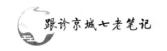

11月6日二诊：药后巩膜黄染稍退，口干唇焦，小溲转淡，大便依然泄泻3次，苔腻脉弦。势属湿热氤氲，尚未尽蠲，治以茵陈蒿法。

酒炒茵陈二钱	黑山栀一钱	黄柏二钱	炒川朴五分
青广皮二钱	大腹皮二钱	煨木香一钱	泽泻一钱半
猪苓一钱半	焦三仙四钱	生姜皮三分	

三剂。

11月9日三诊：皮肤巩膜黄染已退，大便泄泻3次，其味发腥，口干唇焦，睡眠尚佳，苔白脉弦。审属湿热氤氲，治当原方增易。

酒炒茵陈二钱	黑山栀一钱	黄柏二钱	炒川朴五分
煨木香一钱	青广皮二钱	黄连五分	扁豆三钱
炒薏苡仁三钱	莲子肉三钱	生姜皮三分	枯矾五分

三剂。

11月23日四诊：服叠进之剂，肌肤眼球黄染已退，面红转润，小溲由黄转清，大便泄泻已正常，胃思已振，夜卧亦安，苔白，脉弦。势属外证尚解，内蕴湿热尚未尽撤，治在原意进治，不生他变乃佳。

西茵陈二钱	焦山栀一钱半	炒黄柏二钱	淮山药三钱
扁豆三钱	广皮一钱半	炒白术三钱	炒白芍三钱
大青叶一钱半	枯矾五分	煨生姜二片	小红枣三枚

三剂。

六十一、黄疸5

任某，男，9岁。

1963年2月26日初诊：小便黄，夜汗多，周身刺痒，眼睑红肿，苔腻脉数。势属内蕴湿热，外感风热随经上炎所致，治当清解，宗火郁发之之义。

霜桑叶三钱	薄荷二钱	车前子三钱	黄芩二钱
黄连一钱	西茵陈三钱	生石膏五钱	生决明四钱
木贼草二钱	六一散三钱	灯心草三尺	

三剂。

另：牛黄上清丸六粒，早晚各一粒。

六十二、急性肝炎

陈某，男，7岁。

1963年1月3日初诊：体温37.8℃（腋），平素面黄，内蕴湿热，食味不甘，有虫积，并发荨麻疹。日来感受外邪，加以内蕴湿热袭肺，以致咳嗽痰鸣，入暮身热增重，肝大约1cm。暂从清肺化痰治之。

桑叶二钱	菊花二钱	金银花二钱	连翘二钱
薄荷一钱半	生石膏五钱	黄连五分	黄芩一钱半
焦山楂四钱	炙枇杷叶二钱	灯心草三尺	

三剂。

另：牛黄解毒丸四粒，早晚各一粒。

1月8日二诊：体温37℃（腋），药后身热未退，面黄咳嗽依然，肝区有压痛，肝扩展至3cm。势防肝炎，今已抽血查肝功能，拟以清利湿热。

西茵陈三钱	黑山栀二钱	黄柏二钱	薄荷一钱半
旋覆花二钱	桔梗一钱	橘皮一钱	橘络三分
法半夏一钱半	大青叶二钱	炒稻芽三钱	炒麦芽三钱
炙枇杷叶二钱			

三剂。

1月12日三诊：体温36.7℃（腋），药后身热已退，而肝大尚在发展，今肝肋下4cm，食欲不振，小溲黄浑。巩膜黄染，属湿热蕴遏肝脾，治当

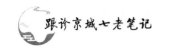

清利。

西茵陈三钱	黄柏二钱	黑山栀二钱	桑叶三钱
菊花二钱	橘红一钱半	生薏苡仁三钱	炙枇杷叶三钱
黄连一钱	泽泻二钱	灯心草三尺	六一散三钱（包）

三剂。

1月31日四诊：服叠进之剂，临床症状基本消失，面色转红，二便如常，饮食每餐四两，肝可扪及，余无不适。再拟健脾和中，善后调理。

党参二钱	黄芪二钱	茯苓二钱	炒白术二钱
炒白芍二钱	柴胡五分	黄芩一钱半	黑山栀一钱
橘皮一钱	法半夏一钱半	枳壳一钱半	川郁金一钱半
焦三仙四钱			

三剂。

2月12日五诊：药后饮食、精神均佳，日来由于活动过度，以致肝大1cm，腹中作痛，苔白，脉缓。势属肝炎夹以虫积，治当健脾消积杀虫。

党参三钱	黄芪三钱	茯苓三钱	炒白术三钱
炒白芍三钱	柴胡一钱	黄芩一钱半	炒川朴八分
莪术一钱半	焦三仙四钱	当归一钱半	煨生姜二片
小红枣三枚			

三剂。

另：服用枸橼酸喷托维林片。

六十三、肝炎 1

吴某，女，3岁。

1963年12月18日初诊：连进3剂，外邪身热已解，咳较前亦瘥，唯肝功检查失常，胃纳欠佳。治当健脾和中，佐以清肺止咳，慎调为要。

（1）处方。

党参一钱半　　　黄芪一钱半　　　炒白术一钱半　　　炒白芍一钱半
橘皮一钱半　　　半夏曲一钱半　　淮山药三钱　　　　炒薏苡仁三钱
炙枇杷叶一钱半　大贝母一钱半　　炒谷芽三钱　　　　炒麦芽三钱
四剂。

（2）小儿清肺散 3 分 ×12 包，日服三次，每次一包。

（3）调养方。

党参一两　　　　黄芪一两　　　　茯苓一两　　　　　炒白术一两
炒白芍一两　　　当归五钱　　　　熟地黄一两　　　　橘皮五钱
半夏曲三钱　　　黄芩三钱　　　　炙枇杷叶五钱　　　鸡内金五钱
蓬莪术一两　　　炒谷芽一两　　　炒麦芽一两　　　　神曲一两
茵陈一两　　　　砂仁二钱

共研细末蜜丸二钱重，日三次，每服一丸。

又诊：表里互遏，以致身热暮重，咳嗽有痰，便利腹膨，苔白，纹暗，治当疏化。

金银花二钱　　　连翘二钱　　　　桑叶一钱半　　　　菊花一钱半
炙枇杷叶二钱　　姜竹茹一钱　　　大贝母一钱半　　　炙紫菀一钱半
焦三仙四钱　　　桔梗一钱
两剂。

六十四、肝炎 2

王某，女，6 岁。

1963 年 2 月 11 日初诊：患儿于 1963 年 1 月曾因传染性肝炎住 302 医院，于 2 月 8 日出院。刻下临床症状不明显，纳谷每餐二两，小溲尚多，睡眠尚佳，苔白，脉缓，肝大 1cm，质软。处理：调理脾胃。

党参二钱　　　　黄芪二钱　　　　茯苓二钱　　　　　炒白术二钱
炒白芍二钱　　　陈皮一钱半　　　淮山药三钱　　　　蓬莪术一钱半

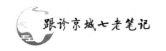

紫丹参一钱半　　焦三仙四钱　　煨生姜二片　　小红枣三枚
三剂。

2月19日二诊：药后情况尚佳，唯饮食太差，食味不甘，苔白脉缓。治当健脾和中，以希纳食增加，体质恢复可以速耳。

党参二钱　　　　黄芪二钱　　　　茯苓二钱　　　　炒白术二钱
炒白芍二钱　　　橘皮一钱半　　　淮山药三钱　　　半夏曲二钱
广木香一钱　　　焦三仙四钱　　　扁豆三钱　　　　煨生姜二片
小红枣三枚
三剂。
另：保和丸六钱×2袋，日2次，每次二钱。

六十五、肝炎3

郭某，男，2岁半。

1963年2月12日初诊：日来双目微红，巩膜浑浊，苔白，脉弦，势属脾肝湿热素重之象，治当清利。

西茵陈三钱　　　黑山栀二钱　　　黄柏二钱　　　　制大黄一钱
炒川朴六分　　　泽泻二钱　　　　广木香一钱　　　橘皮一钱半
焦三仙四钱　　　大青叶一钱半　　枯矾五分
三剂。

2月16日二诊：日来饮食已甘，精神亦佳，肝肋下1cm，苔白而黄，双目红赤已瘥。理再清利湿热，佐以健脾。

西茵陈三钱　　　黑山栀一钱半　　黄柏二钱　　　　炒川朴五分
泽泻二钱　　　　茯苓二钱　　　　猪苓二钱　　　　炒白术二钱
焦三仙四钱　　　淮山药三钱　　　煨生姜二片　　　小红枣三枚
生、熟薏苡仁各三钱
三剂。

3 月 12 三诊：发病已一月有余，经治尚未瘥，刻下主要食欲不振，腹中时感胀痛，肝肋下 2cm，余无不适，苔白而滑，脉缓滑。

审属脾胃湿热蕴遏所致，治当健脾清利。

党参二钱	黄芪二钱	茯苓二钱	淮山药三钱
扁豆三钱	茵陈三钱	泽泻二钱	焦三仙四钱
黄连四分	炒干姜三分	保和丸三钱（布包）	

生、熟薏苡仁各三钱

三剂。

六十六、肝炎、积滞

陈某，男，7 岁。

1962 年 12 月 24 日初诊：证经两个月，初则高热，纳呆，胸腹膨胀，鼻涕状如感冒，继经儿童医院验血检查，证明病属肝炎。经治以来叠服中药，一直黄疸未现，食欲不振，肝大最初二指，刻下已消，唯转氨酶逐次增高，由 216 至 280、285U/L，现在 312U/L。体检：肝可扪及（季肋下），质地柔软，脾未扪及，腹部柔软。面色黄滞，颧赤唇红，面色花斑。

以上见证，证属积滞，治当清解脾胃湿热，庶几食欲可振，诸状可消。

西茵陈三钱	黄柏二钱	黑山栀一钱半	炒白术二钱
炒苍术一钱	广皮一钱半	半夏曲二钱	六一散三钱
保和丸三钱（布包煎）		煨生姜二片	小红枣三枚

三剂。

12 月 28 日二诊：药后胃口较振，精神转佳，大便检查有虫，口唇红，颧赤，苔白，脉弦。审属湿热积滞夹虫，治当清利湿热，佐以导滞杀虫。

西茵陈三钱	黄柏二钱	黑山栀一钱半	猪苓一钱半

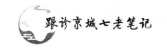

泽泻二钱　　　　炒白术二钱　　　广皮一钱半　　　半夏一钱半

炒谷芽三钱　　　炒麦芽三钱　　　煨生姜二片　　　小红枣三枚

六一散三钱（包煎）

三剂。

另：枸橼酸哌嗪打虫。

1963 年 1 月 19 日三诊：12 月 28 日方共服六副，药后临床症状均已好转，拟以调脾法。

党参二钱　　　　黄芪二钱　　　　茯苓二钱　　　　炒白术二钱

扁豆三钱　　　　炒薏苡仁三钱　　淮山药三钱　　　橘皮一钱半

广木香一钱　　　炒谷芽三钱　　　炒麦芽三钱　　　煨生姜二片

三剂。

1 月 22 日，临床症状基本消失，肝大 1cm，再以原方加蓬莪术二钱，三剂。

六十七、肝炎恢复期 1

陈某，女，8 岁。

1962 年 10 月 23 日初诊：今年五月曾在哈尔滨患肝炎，刻下检查肝剑突下 3cm，目前食欲不振明显，消瘦面黄，苔白，脉弦，自诉经常手足发麻。此属气血亏虚，肝脾失调之证，治当疏肝调脾，补益气血主之。

党参二钱　　　　黄芪二钱　　　　炒白术二钱　　　淮山药三钱

煨木香一钱　　　砂仁五分　　　　橘皮一钱半　　　半夏曲一钱半

黄柏一钱半　　　焦三仙四钱　　　川郁金一钱半

六剂。

11 月 1 日二诊：患肝炎已二月余，药后食欲较振，脉尚弦急，面色有转华之势，足部尚感麻木，苔薄白。仍属气血不足，肝脾欠调之象，治宗原法，上方减砂仁、郁金，加丹参三钱。三剂。

11 月 15 日三诊：服药后食欲佳，精神振作，足部已不麻木，睡眠也好，唯大便干，唇干，口中有气味，苔白稍黄，脉弦数，肝区不疼，睡中咬牙。

党参二钱	黄芪二钱	茯苓二钱	炒白术二钱
广皮一钱半	半夏曲一钱半	黄连五分	枳壳一钱半
炒谷芽三钱	炒麦芽三钱	煨生姜二片	小红枣三枚

六剂。

1963 年 2 月 5 日四诊：肝炎恢复期，予加工丸药调理。

党参一两	黄芪一两	茯苓一两	炒白术一两
当归一两大	白芍一两	川芎五钱	熟地黄一两
黄连二钱	柴胡三钱	黄芩五钱	莪术五钱
枳壳五钱	炙鳖甲一两	炒谷芽一两	炒麦芽一两
鸡内金一两			

共研细末，炼蜜为丸三钱重，每服一丸，日两次，食后服。

六十八、肝炎恢复期 2

李某，女，6 岁。

1963 年 3 月 14 日复诊：患儿最近食欲不振，咳嗽，面黄，腹中时痛，大便正常，不流鼻涕，口唇干焦，苔白脉弦。检查肝剑突下 2cm，质硬。审属脾胃湿热积滞，蒸肺所致，治当清解。

茯苓二钱	炒白术二钱	桑叶二钱大	贝母一钱半
黄连一钱	黄芩一钱半	枳壳一钱半	川郁金一钱半
炒稻芽三钱	炒麦芽三钱	桔梗一钱	炙枇杷叶二钱

三剂。

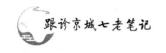

六十九、腹水

王某，男，2岁。

1962年10月16日初诊：痞结年余，时好时剧，迄未告愈，近复痞块增大（右胁下二指），面青消瘦，发落不华，腹胀，大便日2次，性急脉弦，苔白质淡。良由证久体虚，气血亏乏，肝胃失调，滞而成积之象。治当调理气血，柔肝和胃主之。务希气血充沛，则虚可自复，积可自消矣。

党参二钱	黄芪二钱	炒白术二钱	炒白芍三钱
当归一钱半	藿、佩梗各二钱	制香附一钱半	青、陈皮各二钱
半夏曲一钱半	川郁金一钱半	炒谷芽三钱	炒麦芽三钱
煨木香一钱	川朴花六分		

三剂。

10月19日二诊：药后大便正常，诸症尚存，再予原方增损。

党参二钱	黄芪二钱	茯苓二钱	炒白术二钱
炒白芍二钱	青、广皮各二钱	半夏曲一钱	半木香一钱
砂仁米五分	大腹皮二钱	炒谷芽三钱	炒麦芽三钱
当归一钱半			

三剂。

11月29日三诊：经治以来，肝炎功能大见改善，刻下肝大仅1cm，临床症状消失，二便如常，苔脉正常，眠食均佳，治当原方进服。

党参二钱	黄芪二钱	炒白术二钱	炒白芍二钱
丹参一钱半	莪术一钱半	广皮一钱	郁金一钱
煨木香一钱	砂仁米五分	黄柏一钱半	炒谷芽三钱
炒麦芽三钱			

三剂。

另：给膏剂常服：

红人参一两	黄芪六两	党参六两	茯苓六两
炒白术六两	炒白芍六两	当归四两	淮山药六两
扁豆六两	炒薏苡仁六两	熟地黄六两	黄柏四两
黑山栀二两	炙鳖甲四两	蓬莪术二两	红花一两
广皮四两	青木香二两	焦山楂六两	神曲四两

炙鸡内金四两

上药浓煎，去渣存汁，以红糖三斤，文火收膏，瓷器储之。一日两次，每次一匙，开水调服。

本病经治一年余，痊愈。

七十、肾炎、肝炎

刘某，男，7 岁半。

1963 年 2 月 14 日初诊：患儿素来身体尚康健，传染病方面，3 年来并未感染。迄今年春节感染时气，发生麻疹，在发病过程中，尚称平顺。最近数天来感觉心烦，直至昨晚发现尿中带血，舌苔薄白，脉数，肝大 2cm。化验：尿蛋白少量，白细胞满视野。

肾炎血尿，眼睑浮肿，心烦苔白，面色㿠白而不华。势属湿热蓄遏脾经所致，治当健脾清热利湿。

党参二钱	黄芪二钱	茯苓二钱	猪苓二钱
泽泻二钱	桑白皮二钱	大腹皮三钱	陈皮二钱
炒川椒目一钱	生姜皮五分	生、熟薏苡仁各三钱	

陈葫芦瓢一两

三剂。

2 月 19 日二诊：服药三剂后，精神转佳，心烦已除，眼睑浮肿亦瘥，面色仍㿠白不华，苔白，脉无数象，仍拟前法减葫芦、桑皮、大腹皮，加山药三钱、扁豆三钱、六一散三钱（包）。三剂。

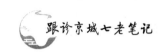

2月23日三诊：抽血检查肝功能：血清浊度11.5单位，絮状沉淀实验GPT20U/L。确诊为肾炎合并肝炎。患儿精神仍佳，小溲数量陡增，色已少黄，饮食尚佳，睡眠亦好，苔腻，脉数。仍宗健脾清热利湿之法。前方加西茵陈三钱，三剂。

2月27日四诊：症情稳定，仍予前方加重茵陈用量。前方加西茵陈一两，生甘草一钱半。三剂。

3月2日至7日复诊：共服上方六剂，情况很好，小便频数色黄，舌正常，脉数。

3月12日复诊：服叠进之剂，肾炎基本转愈，尿蛋白正常，肝大季肋下未扪及，剑突下尚可触及，临床症状不明显，苔腻，脉缓滑。势属脾胃运化功能失常，传导失职所致，治当再予调理脾胃以善其后。

党参二钱	黄芪二钱	杜仲一钱半	茯苓二钱
炒白术二钱	炒谷芽三钱	炒麦芽三钱	炒川椒目八分
生姜皮三分	白扁豆三钱	泽泻二钱（炒）	
生、熟薏苡仁各三钱			

三剂。

七十一、肾炎 1

纪某，男，6岁。

1963年3月12日初诊：叠进健脾之剂，尿蛋白仍在上升，红细胞较多，小溲黄浑，诸状如常。势属湿热未尽，治宜大剂清利治之。

黄芩一钱半	六一散三钱	杏仁三钱	薏苡仁三钱
猪苓二钱	茯苓二钱	泽泻二钱	炒川椒目八分
黄芪二钱	杜仲二钱	大蓟二钱	小蓟二钱

琥珀末五分（化服）　　　　　　细木通一钱半
三剂。

3月16日二诊：尿蛋白减至（±），红细胞满视野。仍予上方三剂。

七十二、肾炎2

田某，男，12岁。

1963年1月15日初诊：曾因皮肤患有疔疮，于去年10月住陆军总医院治疗40余日。出院后证情不稳定，尿蛋白时有时无，血压时高时低，早起眼睑略有浮肿，苔白，脉缓。尿蛋白（－），白细胞：0～2/HP。

审属湿热内蕴、脾不健运所致，治当健脾清剂。

党参三钱	黄芪三钱	茯苓二钱	猪苓二钱
泽泻二钱	炒苍术一钱	炒白术三钱	黄柏二钱
大腹皮三钱	炒椒目一钱	生姜皮一钱	陈皮一钱半

六一散三钱（包）
三剂。

1月19日二诊：案加上述，再拟健脾利水治之，以巩其效。

党参三钱	黄芪三钱	茯苓二钱	猪苓二钱
泽泻二钱	炒白术二钱	陈皮一钱	炒半夏一钱半
广木香一钱	白扁豆三钱	炒薏苡仁三钱	生姜皮一钱

三剂。

2月9日三诊：浮肿消失，诸症正常，唯检尿尚有白细胞2～3个/HP，再拟健脾利水治之。

党参三钱	黄芪三钱	茯苓三钱	淮山药三钱
炒白术三钱	泽泻二钱	陈皮二钱	杜仲二钱
炒薏苡仁三钱	炒椒目八分	生姜皮三分	

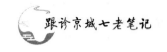

三剂。

后知，基本痊愈。

七十三、肾炎 3

黄某，男，10 岁。

1962 年 11 月 20 日初诊：素患肾炎，年余未发，近则感冒风邪，咳嗽，咽红，鼻涕，因而诱发，眼面微浮。查小便：据云蛋白（+），RBC15 ~ 20 个，苔白，脉浮数。

审属风邪伏肺，气化不利，水湿不运，外溢高源之象。《内经》云："面肿为风。"理当疏邪宣肺，以希水道自利而诸症乃解。

炙麻黄八分	生石膏五钱	浮萍一钱	连翘三钱
赤小豆三钱	防风二钱	防己二钱	陈皮二钱
大腹皮三钱	桑白皮二钱	炒川椒目八分	生姜皮一钱

三剂。

11 月 23 日二诊：药后面浮稍消，鼻涕、咳嗽尚存，苔白唇红，小溲尚欠顺利，脉来浮数。势属风水相搏，治当疏利为法。

炙麻黄一钱	杏仁三钱	薏苡仁三钱	生石膏五钱
防风二钱	防己二钱	连翘三钱	桑白皮三钱
大腹皮三钱	茯苓皮三钱	陈葫芦瓢一两	橘皮一钱半
生姜皮一钱	旋覆花二钱（包）		

三剂。

七十四、肾炎 4

张某，男，9 岁。

1963 年 1 月 15 日初诊：全身浮肿，已有两月余，曾住儿童医院治疗，肿势消而不撤，早起眼睑浮，纳食不甘，便稀，日一次，小溲短浑，苔白脉缓。肝扪正常，脾未扪及。审由脾失健运，不能利水所致，治当实脾行水主之。

党参二钱	黄芪二钱	炒白术三钱	茯苓二钱
猪苓二钱	泽泻二钱	橘皮一钱半	五加皮一钱半
大腹皮三钱	煨木香一钱	砂仁六分	炒椒目八分
生姜皮一钱			

三剂。

1 月 19 日二诊：药后大便转干，小溲仍少，食不香，苔白，脉缓。审属脾运失常，当以健脾运水治之。

党参二钱	黄芪二钱	猪苓二钱	茯苓二钱
炒白术二钱	泽泻二钱	白扁豆三钱	淮山药三钱
炒薏苡仁三钱	广木香一钱	生姜皮一钱	

三剂。

2 月 9 日三诊：连进 3 剂，浮肿消失，纳谷亦香，唯小溲尚少，尿化验蛋白（＋），余无不适，理拟健脾利水以善其后。

党参三钱	黄芪三钱	茯苓三钱	炒白术三钱
淮山药三钱	扁豆三钱	炒薏苡仁三钱	杜仲二钱
泽泻二钱	车前子三钱	炒椒目八分	

三剂。

七十五、肾炎恢复期

某女，5 岁。

慢性肾炎已愈，唯身体虚弱，食纳不佳。拟以丸药善后调理。

党参一两	黄芪一两	茯苓一两	炒白术一两
炒白芍一两	当归一两	生地黄一两	黄芩五钱
黑山栀五钱	白扁豆一两	淮山药一两	炒薏苡仁一两

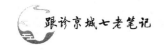

炒谷芽一两　　　炒麦芽一两

上药共研细末，炼蜜为丸，每丸三钱重。每次一丸，一日2次。

七十六、积滞1

栗某，男，7岁。

1963年1月15日初诊：大便一日二三次，腹部不舒，面色青黄不华，小溲微浑，纳谷尚香，日渐消瘦，苔白，脉缓，肝未扪及。

审属脾胃不健，运化失职所致，治当健脾分利消导和中。

党参二钱　　　黄芪二钱　　　茯苓二钱　　　炒白术二钱
淮山药三钱　　青皮一钱半　　陈皮一钱半　　炒半夏一钱半
煨木香一钱　　泽泻二钱　　　神曲三钱　　　莱菔子一钱
三剂。

另：启脾丸六粒，早晚各服一粒。

七十七、积滞2

孙某，男，5岁半。

1962年10月18日初诊：肝大1.5cm，大便色白，一日四五次，纳谷不甘，喜凉饮，有蛔、蛲虫病史，其父母有肝炎病，尚未痊愈，苔白，脉弦。

脾胃湿热内蕴，以致面黄斑累累，睡中咬牙错齿，自泻蛔、蛲，腹中有时隐痛，纳谷不香，大便日泻四五行，色白。《内经》云："湿盛则濡泻。"理宜健脾燥湿治之。

党参二钱　　　茯苓二钱　　　炒白术二钱　　煨木香一钱
黄连五分　　　炒川朴五分　　陈皮一钱半　　泽泻一钱半
焦三仙四钱　　生姜皮三分　　炒薏苡仁三钱　砂仁五分（打碎）
三剂。

另：枸橼酸哌嗪0.32×14片，每次3.5片，日服两次（每公斤体重

0.16g，最大量口服 3g）。

10 月 23 日二诊：药后大便泄泻已趋正常，泻出蛲虫无数，纳谷不香，诸状如常，虫去当以调理脾胃治之。

保和丸六钱 ×2 袋，每次一钱，日服两次。

得肝功能报告后，再定治疗步骤。

七十八、积滞 3

王某，男，15 个月。

1962 年 10 月 8 日初诊：今年 4 月曾患麻疹，疹后患肺炎，肺胃功能一直欠复，纳食正常，消瘦，汗多，大便不调，腹胀不舒，经常感冒咳嗽，神情尚佳，苔白，脉微数，呼吸正常。疹后气血未复，肠胃消化功能不佳，以致择食而纳，腹胀不舒，二便不调，苔白，脉数，面黄消瘦。治当先行运化，再讲补益气血。

党参一钱半	炒白术一钱半	防风一钱	薄荷八分
橘皮一钱	炒半夏一钱	煨木香一钱	砂仁米五分
黄连五分	炒谷芽二钱	炒麦芽二钱	大腹皮二钱

两剂。

七十九、积滞 4

马某，女，半岁。

1961 年 7 月 18 日初诊：体温 38℃（腋），腹泻溏秽夹以泡沫，一日三四次，眼内生眵，小溲黄，苔白，口干，本患佝偻病。势属湿热积滞不运，治当清解。

葛根一钱	黄芩一钱	黄连四分	薄荷八分
连翘二钱	金银花一钱半	广木香一钱	焦三仙三钱
橘皮一钱	灯心草三尺		

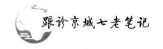

一剂。

八十、积滞5

刘某，男，12岁。

1962年9月18日初诊：头痛已有3个月，伴有面黄，纳呆，面色灰滞，有花斑，腹胀，便泻，口干，胸闷，过去有蛔虫史，曾患肺炎，苔白且滑，脉弦滑。

面黄灰滞不泽，头痛腹胀食呆，便溏，苔白，脉滑，审属湿热积滞不运，治当清利消导，宗以清宣兼合枳实导滞丸化裁。

枳实一钱半	槟榔一钱	炒白术二钱	猪苓二钱
泽泻三钱	青皮一钱半	陈皮一钱半	黄连一钱
黄芩一钱半	炒川朴六分	防风一钱	

细茶叶（一小撮入煎）

两剂。

八十一、虫积1

齐某，男，7岁。

1962年12月11日初诊：体温36.7℃（腋），素本患有虫积，昨日感寒，以致晚间当脐腹痛，面有虫征，胃纳不佳，苔白，脉弦。治当消积散寒，佐以杀虫。

茯苓二钱	炒白术二钱	乌梅一钱	川椒一钱
黄柏一钱半	肉桂八分	川楝子三钱	延胡索二钱
天台乌药二钱	炒谷芽三钱	炒麦芽三钱	

三剂。

另：枸橼酸哌嗪0.32×18片，日两次，每次服4.5片。

八十二、虫积2

张某，女，4岁。

1962年10月23日初诊：脐旁左右经常腹痛，大便不调，择食而纳，口干唇红，每晚肛门有蛲虫自动跑出，肛门瘙痒，面色㿠白，舌苔薄白，白睛有小黑点，腹部柔软平坦，脉象缓滑。

脾胃湿热内蕴，化生虫积，以致经常腹痛，大便不调，纳谷不香，蛲虫自出，苔白，脉缓，治当杀虫清热，再议调理脾胃，以图根治。

乌梅一钱半	黄连六分	川椒一钱	细辛五分
淡干姜四分	老木香一钱	使君子六钱（杵碎）	雷丸二钱
鹤虱二钱	川楝子三钱	大白芍二钱	

两剂。

八十三、积滞、疝气

陈某，男，12岁。

1962年11月9日初诊：平素右睾疝气，兼之脾胃失调，面黄消瘦，有虫征，纳食不甘，苔白，脉缓。拟调理脾胃兼佐杀虫之法。

党参二钱	炒白术二钱	白扁豆三钱	陈皮一钱半
炒半夏一钱半	青木香一钱	炒麦芽三钱	炒谷芽三钱
川郁金一钱半	神曲三钱	煨生姜二片	小红枣二枚

三剂。

11月26日二诊：食纳较甘，二便如常，右侧睾丸肿胀，苔白，脉缓，势属偏坠，治当辅正佐以清利肝经湿热。

人参二钱	黄芪二钱	白扁豆三钱	炒白芍二钱
炒白术二钱	炒薏苡仁三钱	陈皮二钱	黄柏二钱
川萆薢二钱	橘核一钱半	荔枝核一钱半	吴茱萸八分

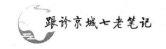

三剂。

12月6日三诊：药后饮食稍甘，右睾肿胀显消，外无潮红疼痛之征，亦无光亮明润之象，苔白脉缓，治当原方化裁。

人参二钱	黄芪二钱	茯苓二钱	炒白术二钱
炒白芍二钱	橘皮一钱半	橘核一钱半	荔枝核一钱半
小茴香一钱半	吴茱萸八分	海藻一钱	昆布二钱

保和丸三钱（包入煎）

五剂。

12月11日四诊：偏坠收敛已不显，蛔虫未曾泻出，胃纳不甘，面色灰滞，良由湿热蕴遏，改拟丸方缓图。

党参一两	黄芪一两	茯苓一两	炒白术一两
炒白芍一两	生苍术五钱	黄柏一两	大茴香一两
小茴香一两	海藻五钱	昆布五钱	橘核五钱
荔枝核五钱	当归一两	炒川朴五钱	川楝子五钱
肉桂三钱	使君子肉一两	雷丸一两	焦三仙二两

一料。

炼蜜为丸，三钱重，日两次，每次服一丸。

1963年1月31日五诊：偏坠基本痊愈。

（1）再接服丸药一料。

（2）枸橼酸哌嗪驱虫。

八十四、湿热

黄某，女，3岁半。

1961年5月23日初诊：面部微肿，食欲不香，腹部时痛，苔白，脉缓。

良由脾失健运，治当淡渗利水，佐以健脾和中。

潞党参二钱	茯苓二钱	炒白术二钱	炙甘草一钱
青皮一钱半	陈皮一钱半	炒半夏一钱半	泽泻一钱半
滑石三钱	焦元曲三钱	炒谷芽三钱	炒麦芽三钱
生姜皮一钱			

四剂。

另：参苓白术散六分 ×12 包，日三次，每次服一包。

八十五、湿疹 1

韩某，男，7 个月。

1965 年 4 月 4 日初诊：生后月余，头面发生湿疹，搔破流血，入暮痒甚，大便正常，小溲不黄。苔白，脉数纹紫。良由胎热未清，外发为疹，治当清解。

金银花二钱	连翘二钱	川连四分	黄柏二钱
生地黄三钱	蝉衣八分	炒白蒺藜一钱半	牡丹皮一钱
赤芍一钱半	六一散二钱	灯心草三尺	

两剂。

另：五福化毒丸四粒，早晚各一粒。

另：黄连末一钱　青黛末二钱　大黄末二钱　冰片二分
植物油调敷。

4 月 10 日二诊：旧疹已消，新疹又起，前法再进。

八十六、湿疹 2

于某，女，1 岁。

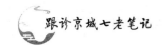

1963年2月19日初诊：生后二十几天，腰腿即发湿疹，刺痒烦躁，哭闹，睡不安，疮流黄水，治疗未愈，二便均调，苔白，脉数，纹紫。

母体素热，遗于胎儿，以致产后女儿发生湿疹瘙痒，浸淫成疮，苔白，纹紫。治当凉血解毒。

（1）处方：

金银花四钱	连翘二钱	蒲公英二钱	车前子二钱
泽泻二钱	牡丹皮二钱	生地黄三钱	赤芍二钱
炒白蒺藜一钱半	黄连五分	蝉衣八分	薄荷一钱半

灯心草三尺

三剂。

（2）化毒丹三粒，早晚各半粒。

（3）处用方：

黄连末一钱	黄柏末二钱	青黛末二钱	冰片二分

熊胆二分

上五味药研匀，植物油调涂，日三次。

八十七、羊髯疮（湿疹）

王某，男，2岁。

1965年4月1日初诊：体温35.7℃（腋），证已多日，颏下破溃一片，流黄水，颧部、手臂间有脓窠疮，饮食正常，二便正常，未经治疗。苔薄白，脉象缓滑。

为胃热蕴而化火，循经上炎所致，宗清胃散加减。

生石膏八钱	升麻三分	川连五分	黑山栀一钱
生甘草一钱	桔梗一钱	木通一钱半	连翘二钱
菊花一钱半	生地黄二钱	赤芍一钱半	

两剂。

另：五福化毒丹四粒，早晚各一粒。

另：黄连末一钱　　大黄末二钱　　黄柏末二钱　　冰片二分
植物油调敷患处。

据来人述：其母说，已痊愈。

八十八、浸淫疮

原某，女，4 岁。

1962 年 9 月 18 日初诊：疮疡浸淫四肢及胸腹，夜痒尤甚。近一年来食欲不振，面微黄，有花斑，苔薄白，精神正常，大便干燥，嗅味特甚，脉数无力，微弦，腹部较头部热，有蛔虫史，今春曾患有风疹、水痘。

平素脾胃不健，以致湿热内蕴，化生虫积，外生疮疡浸淫。

立法，清解分利，以消脾湿而泻心火，盖脾胃之湿热运化，诸症皆愈矣。

金银花二钱　　连翘二钱　　黄连一钱　　黄柏一钱半
薄荷一钱　　生苍术一钱　　赤芍一钱半　　生地黄三钱
黑山栀一钱半　细木通二钱　　灯心草二尺
六一散二钱（包煎）
两剂。

另：五福化毒丹四粒，早晚各服一粒。

八十九、珠珠疮

刘某，女，1 岁半。

1963 年 2 月 15 日初诊：前胸后背发有散在性水珠样小疮，有些瘙痒，二阴有痒感，小便微黄，大便自利，有蛔、蛲虫史，苔白，根腻。肝（−），脾（−），脉缓滑。

湿热内蕴，化生蛔蛲，外散则肌肤瘙痒，发生珠疮，湿热留中，则小溲黄，大便利，苔白而腻，理宜清利治之。

（1）处方：

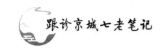

黄连五分　　　黄柏二钱　　　荆芥一钱半　　防风一钱半

蝉衣八分　　　粉丹皮一钱　　赤芍一钱半　　炒白蒺藜一钱半

地肤子一钱半　细木通一钱半　苍术一钱　　　六一散二钱（包煎）

三剂。

（2）枸橼酸哌嗪驱虫。

（3）处用方：

黄连末一钱　　黄柏末一钱　　炉甘石末一钱

共研匀，以植物油调搽患处。

九十、胎黄、奶癣、马牙

孙某，男，14天。

1962年10月9日初诊：14天乳儿，面黄发热，马牙板硬，乳后吐奶，奶疹外发，遍及全身上下，大便正常，小便黄，面色发黄，苔薄白，啼哭声扬，指纹色紫，显于气关。

胎热内蕴，湿郁外蒸，故乳婴发为胎黄之疾。马牙之生，亦属阳明胃热之故。盖阳明络上下齿也，治以清热渗湿。

焦山栀一钱　　茵陈一钱半　　黄柏八分　　　连翘一钱

金银花一钱　　生石膏二钱　　薄荷四分　　　车前子一钱半

甘草五分

两剂。

另：冰硼散外涂。

九十一、胎毒

赵某，男，2个月。

1963年10月22日初诊：患儿已哺乳2个月，生后头面湿疹，两耳肿胀，项下瘰疬累累，小溲黄浑，大便正常，苔白，脉纹暗。

金银花一钱半	连翘一钱半	生石膏三钱	黄连四分
黄芩八分	紫草一钱	柴胡一钱	生地黄二钱
夏枯草一钱半	灯心草三尺	海藻一钱	牡丹皮一钱
赤芍一钱半			

三剂。

九十二、咯血

牛某，男，10 岁。

1962 年 11 月 23 日初诊：病已一周，咳嗽伴有腹痛，时热时止，有时怯寒，咯痰灰腻，混有血丝，大便干，口渴，饮食不香，自汗出，上下眼睑微浮，苔薄白，质微红，颧红，呼吸略粗，呼吸音略低，无啰音，脉象细数无力，肝大 1cm。胸透：双肺纹理重，余心肺膈正常，初步诊断：支气管炎。

咳嗽带血，便干，口渴，自汗出，面颧红，舌质赤，脉细数。

良由肺热阴虚，治节不行，咳伤肺络之象，治当清热养阴、化痰止咳。

桑叶二钱	生石膏八钱	茜草一钱半	蛤粉炒阿胶三钱
仙鹤草一钱半	侧柏炭三钱	生地黄三钱	黑山栀一钱半
大贝母二钱	丝瓜络三钱	干藕节一两	

三剂。

另：二母宁嗽丸六粒，早晚各一粒。

九十三、睾丸偏坠

徐某，男，3 岁。

1962 年 10 月 22 日初诊：右侧睾丸偏坠，啼哭时尤甚，唇红，肝强性旺体质，苔白，脉弦。

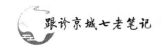

肝强性旺，频哭气坠，以致下陷，右睾坠胀频发，苔白，脉弦。《内经》云肝脉络阴器。治当疏理肝家湿热，以橘核丸化裁。

橘核一钱	川楝子二钱	枳实一钱	荔枝核一钱半
吴茱萸六分	盐水炒黄柏二钱	大茴香一钱	小茴香一钱
青木香一钱	柴胡一钱	黄芩一钱半	萆薢一钱半

三剂。

盐水每晚洗浴局部。

10月26日二诊：药后偏坠未发，诸症如上，拟以原方三剂。

九十四、癃

张某，女，8岁。

1962年11月9日初诊：一年前阴道红潮湿痒，继此以后即小便涓滴不畅，但无疼痛，刻下依然如此。尿频，味腥异常，口干，喜凉饮，苔白，质赤，脉数不清，微咳不爽，口唇干红。

审属湿热下注羁留不解所致，治当开肺利水，使热从尿出，庶几可告之正愈，以后再调治肺肾之虚。

桔梗一钱	桑白皮一钱半	细木通二钱	车前子二钱
淡竹叶一钱半	生地黄三钱	黑山栀一钱半	萹蓄二钱
六一散三钱	百合一钱半	炙紫菀一钱半	

三剂。

11月13日二诊：证如前述，继服利水之剂；两剂。

11月16日三诊：药后症无减轻，现小便仍是涓涓滴下，时而腹痛，汗出，余无所苦，舌苔薄白，脉象数而有力。热邪内陷，而肺肾之虚未复，肺为清水之上源，治当补肺益肾。

党参二钱	黄芪三钱	生牡蛎三钱	益智仁一钱

补骨脂三钱　　　桑螵蛸五钱　　　淮山药三钱　　　百合二钱
炒白术二钱　　　天台乌药一钱半
三剂。

11 月 20 日四诊：药后小便涓滴已瘥，溲次时间缩短，尿量增多，腹痛未作，唯日来略有咳嗽、鼻塞，苔白，脉浮。势属外感，治当原法，佐以解表治之。

（1）原方服三剂。

（2）解肌宁嗽丸四粒，日两次，每次服一丸。

九十五、遗尿

草某，女，5 岁。

1963 年 2 月 22 日初诊：去岁以来，突然遗尿，先后亦作脐腹痛，纳食不香，大便尚调，苔白腻，质红，扁桃体肿大。

素质肝旺体虚，虚而生风，以致去年突然遗尿，多方治疗迄今未已。刻下，每夜一次，尿色发黄，脉象细数，过去有蛲虫史，治当补虚清热。

桑螵蛸五钱　　　黄芪二钱　　　　生牡蛎三钱　　　破故纸二钱
黄柏二钱　　　　生地黄三钱　　　泽泻二钱　　　　细木通一钱半
人参二钱　　　　车前子三钱（布包）　　　　　　　天台乌药一钱半
三剂。

另：枸橼酸哌嗪驱虫。

2 月 26 日二诊：服驱虫药后有呕吐，遗尿每夜仍有 2 次，势属体虚夹热，治当补虚清热主之。

人参二钱　　　　黄芪二钱　　　　牡蛎三钱　　　　破故纸二钱
淮山药三钱　　　天台乌药二钱　　益智仁一钱　　　车前子三钱
黄柏二钱　　　　炒白术二钱　　　细木通一钱半
三剂。

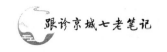

另：配制丸药一料。

白人参一两	黄芪一两	茯苓一两	炒白术一两
桑螵蛸二两	益智仁五钱	牡蛎一两	淮山药一两
天台乌药一两	破故纸一两	杜仲一两	陈皮一两
半夏五钱	青木香五钱	焦三仙二两	鸡肠两具

研细末，炼蜜为丸三钱重，一日两次，每次一丸。

九十六、瘰疬

胡某，女，7岁。

1962年12月18日初诊：昨天起右侧颌下淋巴结肿大如核，按之可以移动，微有身热，二便如常，苔白，脉浮。

审属风痰阻凝经络所致，治当祛风化痰，佐以软坚。

（1）处方：

玄参二钱	薄荷二钱	荆芥二钱	大贝母二钱
香白芷一钱半	夏枯草二钱	海藻二钱	生牡蛎三钱
海浮石三钱	山慈菇一钱		

两剂。

（2）紫金锭四粒，研末醋调敷。

（3）小金丹两粒，每日服一粒。

九十七、口疮

辛某，男，5岁半。

1962年12月18初诊：口唇牙龈腐潮，肿胀红赤，疼痛妨碍食饮，苔薄质赤，大便日2次行。此属胃火循经上炎，治当清解。

生石膏五钱	黄连一钱	薄荷一钱半	生甘草一钱
桔梗一钱	黑山栀一钱半	细木通一钱半	姜竹茹一钱

滑石三钱 　　　灯心草三尺

两剂。

另：牛黄解毒丸四粒，早晚各服一粒。

冰硼散一并，吹牙唇溃破处。

九十八、疳（重症佝偻病）

杜某，男，1 岁。

1962 年 10 月 23 日初诊：患儿毛发稀疏，面色苍黄，头皮光急，胸骨凹陷，大便泄泻，高度腹膨，青筋暴露已久，日来腹泻频作，平时性急，喜汗出。刻下尚不能行走，苔白而薄，神情不振，胸骨凹陷，肋膈沟明显，O 形腿，呼吸正常，纹暗不明。

以上见证，显系中医所谓"脾疳"之证。良由小儿平素营养不良，脾胃失健，形成慢性衰弱之证，此即世俗所谓"疳膨食积"典型病例，亦即现代医学所谓"重症佝偻病"之症也。

治当健脾行气，佐以消导和中，拟以散方缓图，兼佐综合疗法治之。约经三个月左右的调治，或可趋于恢复，而免变生畸形，产生不良后果。

（1）疳积散方：

党参三钱	黄芪三钱	茯苓三钱	炒白术三钱
炒白芍三钱	当归二钱	炙甘草二钱	煨木香一钱半
砂仁米一钱半	炒薏苡仁三钱	扁豆三钱	大腹皮三钱
莱菔子二钱	炙蟾皮二钱	焦三仙一两	鸡内金三钱
枳壳一钱半	郁金二钱	泽泻三钱	

上方共研细末，每服一钱，开水砂糖调服，一日两次。

（2）捏脊疗法。

（3）另处方

党参一钱半	炒白术一钱半	煨木香一钱	砂仁米五分
猪苓二钱	泽泻一钱半	陈皮一钱	焦三仙四钱

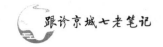

大腹皮一钱半　　生姜皮三分

两剂。

（4）开营养品一个月。

11月6日二诊：药后腹泻已止，形体转胖，值重度佝偻病恢复期中，再当调治。

（1）鱼肝油精一瓶，每次3滴，一日三次。

（2）多种钙片0.5×30片，一日三次，每次一片。

11月23日三诊：轻投三剂，腹泻已瘥，精神健旺，唯脾运尚未恢复正常，腹膨微咳，苔白，汗出，纹暗不明，当以通宣肺气，健运脾土为治，拟以散剂缓图。

（1）处方：

党参三钱	黄芪三钱	茯苓三钱	炒白术三钱
炒白芍三钱	当归二钱	炙甘草二钱	黄连一钱
生石膏五钱	大腹皮三钱	炙鸡内金二钱	炙蟾皮二钱
栀仁三钱	半夏二钱	杏仁三钱	薏苡仁二钱
焦三仙一两	炙甘草三钱		

上药共研细末，每服一钱，一日两次，开水加糖调服。

（2）开营养品1个月。

（3）多种钙片0.5×30片，一日三次，每次1片。

九十九、咳嗽

李某，男，26岁。

1965年4月5日初诊：证经四五日，咳嗽鼻塞，喉红作干，鼻腔红赤，头痛体倦，苔白质红，脉浮数。

审属风邪束肺，肺气失宣，郁而化热，清肃不行，以致咽红作干而咳，治当清宣。

霜桑叶三钱　　　杏仁三钱　　　大贝母二钱　　　黄芩二钱
生甘草一钱　　　桔梗一钱　　　橘红一钱半　　　炙枇杷叶二钱
胖大海三钱
一剂。

另：橘红丸两粒，早晚各服一粒。

一百、喘咳

李某，男，20 岁。

1965 年 4 月 4 日初诊：咳喘发作已两年，无分冬夏，早晚较剧、经治不愈，日来鼻塞不通，咳嗽加重，苔白，脉缓。

喘咳风痰，频发不已，近两日来由于外感，肺失清肃，以致咳嗽加重。治当暂以清宣肺气，以止喘咳。

炙麻黄一钱　　　杏仁三钱　　　桑白皮三钱　　　地骨皮三钱
黄芩二钱　　　　蛤粉三钱　　　海浮石三钱　　　胖大海三钱
炙枇杷叶三钱
一剂。

另：橘红丸两粒，早晚各服一粒。

一百零一、胸痹

赵某，男，39 岁。

1965 年 4 月 30 日复诊：感冒已瘥，日来胸脯疼痛，痛引膈及臂，纳食不甘，口干作恶，苔白，脉缓。此为胸痹，治以栝楼枳实薤白汤加减。

薤白三钱　　　　全栝楼三钱　　　枳实三钱　　　郁金三钱
莱菔子三钱　　　葶苈子三钱　　　黄芩三钱　　　炒半夏三钱
川连一钱　　　　焦三仙四钱

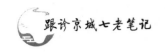

一剂。

一百零二、流注

韩某，男，49 岁。

1965 年 3 月 31 日初诊：证经三个月，左小腿肚上侧肿胀且硬，大如覆盖，压之不痛，摸之无灼热感，余无不适，西医诊断为肿瘤。苔腻，质微赤，脉沉缓。审属寒凝气滞，血瘀阻络，形成流注，治当温化和血，宗阳和汤加减。

熟地黄四钱	鹿角霜五钱	炙麻黄一钱半	白芥子三钱
肉桂一钱半	细辛五分	当归二钱	赤芍三钱
炮姜八分	小红枣三枚	制乳香、没药各二钱	

元火（麝香）少许

三剂。

4 月 3 日二诊：流注范围缩小，僵硬，有趋软化之势，口微干，为寒凝得温将运、血瘀转趋消化之征。予 3 月 31 日方两剂。

4 月 7 日三诊：肿块日逐消散，已局限在一定范围，且局部发热，稍有疼痛，口干不欲饮，舌质赤，苔白腻。为阳和阴化、阴证转阳之佳象，当加入行气活血之品。

熟地黄四钱	鹿角胶一钱	炙麻黄一钱	官桂一钱
细辛五分	当归二钱	赤芍三钱	川芎一钱
穿山甲四钱	皂角刺三钱	黄芪二钱	乳香、没药各三钱

两剂。

4 月 9 日四诊：疼痛消失，予上方两剂。

4 月 27 日五诊：已结成一拳大硬块。又予上方两剂。

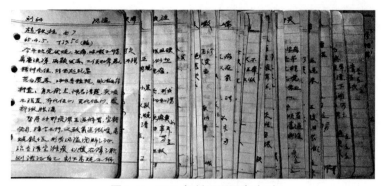

图 1-2　1962 年刘弼臣医案（2）

第二章
国医圣手董建华温病 77 个治疗大法及歌诀

董建华（1918—2000），上海市青浦区人。教授，中国工程院院士，著名中医学家、教育家、温病学家。曾任北京中医药大学内科教研组组长，兼附属医院副院长、卫生部科学委员会委员、国家科学技术委员会中医专业组成员、国家科学发明特邀评审员等。

先生精通内、妇、儿科，尤其擅长治疗温热病、脾胃病。主编了《伤寒论释义》《温病学讲义》《温热病论治》《中医急症内科医案辑要》等著作。1962 年，董建华老师给我们中医系 60 级讲《温病学》。他提出伤寒重点讲"方证"，温病重点讲"法"。为了突出重点，由博返约，先生编写了《温病治疗大法》。每讲都编有歌诀，并用毛笔楷书写好挂在黑板上。笔者全部抄录，整理如下，供读者参考。

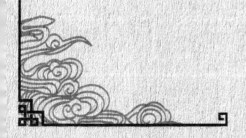

引言：温病辨治第一要义是保津养阴

吴鞠通谓："汗为心液，心阳受伤，必有神明内乱，谵语，癫狂，内闭外脱之变。""其有阳气有余，阴精不足，又为温热升发之气所铄，而汗自出或不出者，必用辛凉以止其自出之汗，用甘凉甘润培养其阴精为材料，以为正汗之地，本论之治温热是也。"故温病以"保津养阴"为要善。

温病治疗原则是以防伤阴于前，而治伤阴于后。在上焦以清邪为主，清邪之后必继以存阴；在下焦以存阴为主，存阴之先，若邪尚有余，必先以搜邪。温病之人多阴虚，且温为阳邪，故吴氏主张用辛凉以防伤阴，用甘寒咸以增液养阴，并谓："温病忌汗，汗之不惟不解，反生他患。"

《黄帝内经》谓："风淫于内，治以辛凉，佐以苦，以甘缓之，以辛散之。热淫于内，治以咸寒，佐以甘苦。"温病治疗法则是：①辛凉解表以防止津伤阴损。②峻下以救津。《黄帝内经》谓："燥淫所胜，以苦下之。"③以甘寒生津或以甘咸寒养阴。④芳香化浊，苦寒清热，咸寒保液；或辛凉与甘寒咸合用以解热生津养阴。

中医治病，《伤寒论》重点讲"方证"，温病重点讲"治疗大法"。学习温病要掌握以下十六个大法。

一、解表法

解表法是综合具有发散作用的药物，组成一定的方剂，用以开泄腠理、祛邪外出的一种方法。《黄帝内经》曰："风淫于内，治以辛凉。"叶天士谓："在卫汗之可也。"刘河间谓："辛凉之剂……大能开发郁结，不惟中病令汗而愈。免致辛热之药，攻表不中，其病转甚。"凡温病初起，邪在上焦，具有手太阴或卫分症状者，就可应用辛凉解表法。如果表证已罢，邪入中焦气分，解表法便不适用。温病宜辛凉解表，是因温邪最易

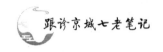

伤阴。

应用本法的注意点：①伏温内发，外无表证者禁用。②虽有表证，但偏于表热，辛温发汗必须禁用。

辨脉法之一

察脉须识上下、来去、至止六字，不明此六字，则阴阳虚实不别也。上者为阳，来者为阳，至者为阳；下者为阴，去者为阴，止者为阴。上者，自尺部上于寸口，阳生于阴也；下者，自寸口下于尺部，阴生于阳也。来者，自骨肉之分而出于皮肤之际，气之升也；去者，自皮肤之际而还于骨肉之分，气之降也。应曰至，息曰止也。脉有上下，是阴阳相生，病虽重不死；脉有来去，是表里交泰，病虽重必起。脉无上下来去，死无日矣。

辨脉法之二

"上下"，指从尺至寸脉气的贯通，启示我们不能单看一部脉。"寸脉不至关为阳绝，尺脉不至关为阴绝"。"来去"，指脉搏的升降，升降不迫，从容匀调，是无病的脉象；脉来疾去徐，是上实下虚（或内虚外实）；脉来徐去疾，是上虚下实（或外虚内实）。"至止"，是指诊各部脉至与止的久暂。至于上的久暂，可以审真阳的衰旺和真阴的强弱。至于下的久暂，可以审真阴的盈亏和真阳的盛衰。

1. 辛凉解表法

桑叶，薄荷，牛蒡子，豆豉，荆芥，连翘，杏仁，桔梗。

> 辛凉解表薄荷桑，牛蒡豆豉荆翘尝。
> 杏仁桔梗宣肺气，轻可去实肺卫畅。

［方解］"风淫于内，治以辛凉，佐以苦甘"。薄荷、荆芥、牛蒡子清透其表，疏散卫分风邪，为疏风；桑叶、豆豉、连翘清泄邪热，为清热；

杏仁、桔梗宣肺化痰，为宣肺气。

适应证：风温、冬温、感冒、秋燥初起，邪在卫分；发热微恶寒，咳嗽，口渴，脉浮数等症。热重者加金银花、栀子、黄芩，去桔梗；咳甚加栝楼、象贝、前胡。

代表方剂：

（1）桑菊饮（吴鞠通方）：治风温初起，咳嗽重，发热轻等症。

桑叶，菊花，杏仁，连翘，薄荷，桔梗，甘草，芦根。

（2）银翘散（吴鞠通方）：治温病初起，发热重，但热不恶寒，咳嗽轻、咽痛等症。

金银花，连翘，苦桔梗，薄荷，竹叶，甘草，荆芥穗，淡豆豉，牛蒡子。

共杵为散，鲜芦根煎汤，煎六钱，香气大出，即取服，勿过煮。约二时一服，日三服。

（3）葱豉桔梗汤（俞根初经验方）：治温病初起，头痛身热、微恶风寒、咽痛者。

鲜葱白，苦桔梗，焦山栀，淡豆豉，苏薄荷，青连翘，生甘草，淡竹叶。

（4）雷氏辛凉解表法（《时病论》）：薄荷，蝉衣（去翅），前胡，淡豆豉，栝楼，牛蒡子。

董建华按：冬温初起，邪感肺卫，发热，微恶风寒，头痛或咳，咽梗而痛，口渴，鼻干，脉浮数，苔薄白尖红，宜辛凉解表法加马勃、甘草、射干。若喉烂者，可加板蓝根、山豆根。若里有热，外有寒，恶寒甚者，即所谓"寒包火"，加微温之品，如荆芥、防风、苏叶。

2. 辛温解表法

荆芥，防风，葱白，豆豉，桔梗，杏仁，蝉衣，苏薄荷（苏州产佳）。

辛温解表荆防风，葱豉桔梗杏仁宗。

蝉衣再配苏薄荷，风寒感冒服之行。

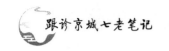

[方解] "善治者治皮毛"。感冒初起，邪在表。荆芥、防风、豆豉、葱白散寒以解其表；薄荷、蝉衣疏风。肺合皮毛，肺气不宣，故用杏仁、桔梗以宣其肺。

适应证：风寒感冒初起，邪在肺卫，微发热恶寒，喷嚏、流涕，脉浮，苔白等症。痰多加姜半夏、茯苓、前胡；头痛加羌活、白芷、细辛、川芎；食滞加神曲、山楂；气虚加党参、黄芪。

代表方剂：

（1）雷氏辛温解表法（《时病论》）：防风，桔梗，杏仁，陈皮，淡豆豉，葱白。

（2）微辛轻解法（《时病论》）：苏梗，薄荷梗，牛蒡子，苦桔梗，栝楼壳，广橘红。

（3）川芎茶调散（《太平惠民和剂局方》）：川芎，荆芥穗，薄荷，羌活，白芷，防风，甘草，细辛，茶叶。

（4）杏苏散、葱豉汤。

（5）参苏饮：人参，紫苏，前胡，姜半夏，葛根，茯苓，陈皮，枳壳，桔梗，木香，甘草，生姜、大枣。

董建华按：临证经验，脏与腑相通，有时感冒老是治不好，不太重，通一下大便即好，妙。古人治感冒之验：药物太寒则邪气凝而不出，太热燥金而动血，太润则生痰饮，太燥耗津液，太泻则汗出而阳虚，太涩则气闭而邪结，只宜轻清疏表宣肺，此轻可去实之谓。肺为娇脏，寒热皆非所宜，用药应特别注意。

3. 疏表化湿法

苏叶，防风，陈皮，半夏，杏仁，白芷，茯苓，薏苡仁。

> 疏表化湿苏防风，陈皮半夏杏仁冲。
> 白芷茯苓生苡仁，风寒感冒夹湿宁。

[方解] 风寒夹湿之感冒为邪在表，必有头重痛如裹，四肢酸楚等症。

防风、苏叶辛散在表之风寒湿；陈皮、半夏、茯苓祛湿化痰；白芷疏风祛湿，治头痛；杏仁、薏苡仁宣气化湿。

适应证：感冒夹湿，发热，恶寒，咳嗽，多见胸闷不舒，头重痛如裹，四肢酸楚，苔白腻，脉浮濡等症。身痛加豆卷、秦艽、桂枝。

代表方剂：

（1）苏羌达表汤（俞根初经验方）：苏叶，防风，杏仁，羌活，白芷，广橘红，鲜生姜，浙苓皮。

（2）两解太阳法（雷少逸方）：桂枝，羌活，防风，茯苓，泽泻，薏苡仁，苦桔梗。

（3）二活同治法（雷少逸方）：羌活，防风，独活，细辛，苍术，生姜，甘草。

4. 扶正祛邪法（《类证活人书》人参败毒散原方）

人参，茯苓，枳壳，桔梗，柴胡，前胡，羌活，独活，川芎，薄荷，甘草，生姜。

> 扶正祛邪参茯苓，枳桔柴前羌独芎。
> 薄荷甘草姜三片，疫痢兼表有奇功。

［方解］吴鞠通谓："此证乃内伤水谷之酿湿，外受时令之风湿，中气本自不足之人，又气为湿伤，内外俱急。立方之法，以人参为君，坐镇中州，为督战之帅，以二活、二胡合芎䓖，从半表半里之际，领邪外出。喻氏所谓逆流挽舟者此也。以枳壳宣中焦之气，茯苓渗中焦之湿，以桔梗开肺与大肠之痹，甘草合和诸药，乃陷者举之之法。"

适应证：痢疾初起，表重于里，发热恶寒，无汗，痢下，苔白，脉浮等症。《增补评注温病条辨·中焦篇》88 条："暑湿风寒杂感，寒热迭作，表证正盛，里证复急，腹不和而滞下者，活人败毒散主之。"

代表方剂：人参败毒散（药味如上）。

董建华按：疫痢初起邪在表，同时因痢而脾胃之气受伤，故气短、脉

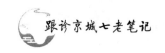

浮无力。人参、甘草补气，正气足，邪乃外出；羌、独活散风祛湿，合川芎治头痛身疼；前胡、柴胡、薄荷疏表解热；桔梗、枳壳、茯苓理气利湿；生姜助升散之力，共奏扶正祛邪之功。

喻嘉言认为，"邪从表内陷，仍使由表出里"，故称为逆流挽舟法，亦即"表急救表"之意，故先解其外，后调其内。唯内有积滞或中土之气不虚，则本法当属禁用。

5. 滋阴发汗法

玉竹，葱白，豆豉，桔梗，甘草，薄荷，黄芩，白薇。

> 滋阴发汗薇玉葱，黄芩甘草与桔梗。
> 薄荷豆豉疏表邪，阴虚感冒津液充。

［方解］玉竹、白薇滋阴清热；豆豉、葱白、薄荷疏表散寒解外邪；甘草、桔梗利咽喉，黄芩清热，使内外通调，津充汗出而解。

适应证：春温新感引动伏邪，或阴虚感冒，发热恶寒，头痛无汗，苔白质红，脉数而浮等症。咳嗽者加杏仁、贝母；热甚者加连翘、石膏。此法着重于发汗前滋阴解表，待卫分症状解后，再看伏邪是否出自于气分或营分，据症状而定。

代表方剂：

（1）加减葳蕤汤（俞氏经验方）：玉竹，白薇，豆豉，葱白，薄荷，桔梗，甘草，大枣。

（2）黄芩汤（《伤寒论》）：为古代治此病的主方。黄芩，芍药，甘草，大枣。

（3）葱豉汤（《肘后备急方》）：葱白三枚，豆豉三钱。

（4）葱白七味饮（《外台秘要》）：治劳复，状如伤寒初起。葱白（连根）三枚，葛根一钱半，麦冬一钱半，干地黄三钱，豆豉二钱，生姜两片，甘澜水煎服。

6. 辛凉透疹法

桑叶，葛根，牛蒡子，金银花，连翘，蝉衣，杏仁，桔梗，甘草。

> 辛凉透疹桑葛蒡，银花连翘蝉衣方。
>
> 杏仁桔梗和甘草，温病发疹效力强。

［方解］邪在气分，波及血络者，毒发皮肤而为红疹。葛根、蝉衣、桑叶、牛蒡子疏解风热以透疹；连翘清热解毒，甘草和诸药；杏仁、桔梗宣肺祛痰。

适应证：风温、冬温发疹，初起隐而不显，发热，咳嗽，脉数等症。咳而痰多者加象贝、前胡；疹多热重者加黄芩、栀子。

《医门棒喝》云："邪郁不解，风热入血络而成疹。"

邵仙根说："治疹之法，不外辛凉清透，宣肺化邪……大忌冒风凉遏，犯则肺闭内陷。"

代表方剂：

（1）葛根解肌汤（《张氏医通》）：葛根，前胡，牛蒡子，连翘，荆芥蝉衣，赤芍，木通，甘草。

（2）吴鞠通方：银翘散去豆豉，加细生地四钱、大青叶三钱、牡丹皮三钱、玄参一两。

（3）升麻葛根汤（《董氏小儿方论》）：干葛五钱，升麻五分，芍药五钱，甘草五分。

董建华按：冬温发疹，身热神烦，咽痛，口渴，脉数，苔薄黄，宜辛凉透疹法。若咳喘痰鸣，宜清热宣肺法。咳重加象贝、前胡；咽痛甚加射干、马勃；疹透去薄荷、蝉衣，加黄芩、栀子；疹透高热不退，神昏谵语，舌红绛，去薄荷、蝉衣、杏仁、葛根，加犀角（用代用品，下同）、牡丹皮、玄参，另服安宫牛黄丸。

7. 辛凉利咽法

桑叶，金银花，葛根，贝母，栝楼仁，薄荷，竹叶，木通，甘草，土

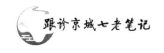

牛膝根。

> 辛凉利咽治白喉，桑叶银花葛贝蒌。
> 薄荷竹叶木通甘，土牛膝根功效优。

适应证：风热白喉初起，头痛恶寒发热，咽痛布白点，脉浮数等症。

8. 疏表治痢法

荆芥，防风，葛根，黄芩，黄连，滑石，木香，槟榔，川朴。

> 疏表治痢荆防风，葛根芩连滑石冲。
> 木香槟榔川朴煎，表里同病痢痊能。

［方解］邪袭于表，湿热夹积，互伤肠胃，表里同病。荆芥、防风、葛根疏表以解外邪；黄芩、黄连苦寒清热，燥湿治痢；木香、槟榔调气导滞，以解腹痛；滑石、厚朴利湿，以达解表、清热燥湿、调气之功。

适应证：痢疾初起，发热恶寒，头痛无汗，下痢赤白，苔白或黄而腻、脉浮数等症。

有时病轻，里证不重，只用解表药，痢疾亦能好。气血凝滞不通，则痢下赤白，用木香。"无积不成痢"，必用槟榔、枳实导滞。痢疾初起，忌用止涩法及补法。

代表方剂：

（1）葛根芩连汤（《伤寒论》）：葛根半斤，甘草二两，黄芩三两，黄连三两。

（2）香连平胃散（刘河间）：广木香，黄连，苍术，川朴，陈皮，甘草。

9. 疏表温润法

苏叶，荆芥，杏仁，桔梗，前胡，陈皮，半夏，象贝。

疏表温润苏叶荆，杏仁桔梗前胡挺。

陈皮半夏象贝母，凉燥初起服之灵。

［方解］《黄帝内经》云："燥淫所胜，平以苦温。"凉燥初起，宜疏解温润的疏表宣肺法。苏叶、荆芥辛温以解卫分之邪；前胡、桔梗、陈皮、半夏化痰利气；象贝、杏仁清热润肺，化痰止咳。

适应证：凉燥，风寒感冒，初起邪在卫分，发热恶寒，无汗，咳嗽，苔白，脉浮等症。若胸痛，加旋覆花、橘络。

代表方剂：

（1）杏苏散（《温病条辨》）：杏仁，苏叶，半夏，茯苓，前胡，桔梗，枳壳，陈皮，甘草，生姜，大枣。

（2）苦温平燥法（雷少逸方）：杏仁，陈皮，苏叶，桔梗，荆芥穗，桂枝，白芍，前胡。

10. 辛凉清润法

桑叶，薄荷，豆豉，连翘，杏仁，桔梗，沙参，象贝，栝楼皮，芦根。

燥热伤肺用凉润，桑薄豆豉翘杏仁。

桔贝沙参蒌芦根，咳嗽少痰效加神。

［方解］《黄帝内经》云："燥者濡之。"在这个治疗原则下，温燥初起、邪在卫分时，宜辛凉清润法。薄荷、牛蒡子轻透其表；桑叶、连翘、豆豉清泄邪热；杏仁、桔梗宣肺；沙参、栝楼皮、象贝润燥镇咳；芦根生津润燥。

适应证：凡燥热伤肺而致咳嗽无痰、唇燥咽干等均可用之。

代表方剂：

（1）桑杏汤（《温病条辨》）：桑叶，杏仁，沙参，象贝，豆豉，栀子，梨皮。

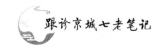

（2）桑菊饮（《温病条辨》）：桑叶，菊花，杏仁，连翘，薄荷，桔梗，甘草，芦根。

二、和解法

广义的和解法是使阴阳平衡，不偏不亢。戴北山云："寒热并用谓之和，补泻合剂谓之和，表里双解谓之和，平其亢厉谓之和。"狭义的和解法是：①和解半表半里。症见往来寒热，胸胁苦满，不欲饮食，心烦喜呕，脉弦细，苔白滑等。如小柴胡汤。②开达膜原。症见寒热如疟，胸闷，苔白如积粉，舌边红赤（邪伏膜原）等。如柴胡达原饮。③分消走泄。症见温邪夹湿，留恋三焦，寒热起伏，胸闷腹满，溲赤苔腻等。如温胆汤。

叶天士说："战汗之门户，转疟之机括。"寒热起伏，虽与少阳往来寒热相同，但后者无苔白如积粉。温病最易伤阴，故用柴胡配温胆汤或加连翘、栀子为佳。张凤逵认为柴胡劫肝阴，后世治温病，往往怕用柴胡。其实柴胡为疏达腠理之要药，治伤寒、温病都好用，并不是劫肝阴的问题，而是用药恰当与否的问题。若已化热伤津，则不能用柴胡、栝楼、蔻仁等，否则有劫肝阴之弊。肠伤寒在气分，多用分消走泄法。

1. 和解清热法

柴胡，黄芩，连翘，山栀，竹叶，枳壳，桔梗。

> 和解清热柴黄芩，连翘山栀竹叶行。
> 枳壳桔梗开结气，膜原之邪此为灵。

［方解］柴胡、黄芩和解半表半里；竹叶、山栀、连翘以清膈热，此三味清上中二焦之热，表、里、卫、气有邪热均可用；枳壳、桔梗利气宽胸。

适应证：春温、秋燥邪在膜原，寒热如疟，胸闷胁痛，或咳嗽，脉弦数等症。大便燥结者加大黄；呕恶者加半夏、竹茹。

代表方剂：

（1）柴胡清膈煎（陶氏方、俞氏加减）：柴胡，山栀，桔梗，甘草，连翘，枳壳，竹叶，薄荷，酒炒大黄，黄芩。

（2）柴胡枳桔汤（俞根初方）：柴胡，黄芩，半夏，桔梗，甘草，生姜，枳壳，新会陈皮，雨前茶。

2. 和解化湿法（俞根初蒿芩清胆汤原方）

青蒿，黄芩，竹茹，半夏，赤茯苓，枳壳，陈皮，碧玉散。

　　　　和解化湿蒿黄芩，竹茹半夏赤茯苓。
　　　　枳壳陈皮碧玉散，少阳胆大湿热清。

［方解］湿遏热郁，阻于膜原，气机不畅，故寒热往来，状似疟疾。口渴，苔黄，脉数为热邪较重。青蒿、黄芩清热和解，辟秽宣浊；枳壳、陈皮、半夏、竹茹理气宽胸，和胃止恶；碧玉散、赤茯苓导湿热下行，从小便而去。

适应证：湿温或疟邪恋在少阳，热邪偏盛，口渴，苔黄，脉弦数等症。

代表方剂：

温胆汤（《三因极一病证方论》）：半夏，橘红，茯苓，炙甘草，枳实，竹茹，生姜，大枣。

董建华按：热重者，口渴不多饮，苔腻，弦数，治以和解化湿法；湿重者，口不渴，苔白腻或滑，脉濡弦，治以宣透膜原法加减。

3. 和解宣肺法

柴胡，黄芩，半夏，枳壳，桔梗，杏仁，贝母。

　　　　和解宣肺柴黄芩，半夏桔梗枳壳候。

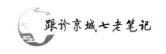

杏仁贝母治痰嗽，少阳太阴病莫愁。

[方解] 寒热往来，为卫分之邪传入少阳，故用柴胡、黄芩和解少阳以治寒热往来；杏仁、贝母宣肺止咳，治余邪未尽，肺气不宣；枳壳、桔梗舒畅气机，可开达闭塞；半夏、生姜、红枣化痰和中。

适应证：秋燥邪在少阳，而兼咳嗽不爽、咯痰不畅等症。

代表方剂：

柴胡枳桔汤（俞根初经验方）：柴胡，枳壳，姜半夏，黄芩，桔梗，新会陈皮，鲜生姜，雨前茶。

4. 宣透膜原法（吴又可达原饮原方）

厚朴，槟榔，草果，黄芩，知母，白芍，甘草。

宣透膜原朴槟榔，草果黄芩知母当。

白芍养阴同甘草，辟秽化浊效更强。

[方解] 湿热遏伏膜原，热越于经，故憎寒壮热，头痛身疼，脉数。邪不在表，所以忌汗，又不在里，故亦忌下。槟榔、草果、厚朴燥湿宽胸，直捣膜原之邪，以达疏利之功；知母、芍药滋阴和血，可去前三味之燥性；黄芩清热；甘草和中。

适应证：温疫之邪，燔结膜原，或湿疟寒热往来，苔白腻如积粉等症。本法与雷少逸宣透膜原法相同，亦即从吴又可达原饮加减而成。胸胁苦满欲呕加柴胡；腰背项痛加羌活；目、头、眉棱骨痛，眼眶亦疼，加葛根。董建华先生讲："对于湿疟很好用。"

代表方剂：

（1）达原饮（吴又可）：槟榔，厚朴，草果，知母，芍药，黄芩，甘草。

（2）三消饮（吴又可）：槟榔，厚朴，草果，知母，芍药，黄芩，甘草，大黄，柴胡，羌活，葛根，生姜，大枣。

（3）加味达原饮：即三消饮减去大黄。

三、清气法

清气法是运用辛寒或苦寒药物，组成凉解里热的方剂，用以解除烦热，并可生津止渴的一种方法。必须外无表证，里无腑实证，只见邪在气分，燔灼肺胃之津，方可运用本法以达热从表出。热在气分，有轻重的不同。

（1）轻清化气：适用于邪热留恋气分，身热不退，苔黄溲赤等症。或卫证将罢，刚入气分。用本法清肺胃之热，上开肺气，下通小便。王孟英谓："展气化以轻清，如栀、芩、蒌、苇等味。"如新加栀子豉汤、蒌杏橘贝汤。

（2）大清气热：气分壮热，口渴，脉洪大，以白虎汤为主。

（3）苦寒直折：气热化火，里热口苦，烦渴，苔黄腻，舌边尖光红绛，用黄连解毒汤。苦寒清火，甘寒滋阴。若早用甘寒，必凉遏致邪内陷，资邪而生痰浊。

故叶天士谓："慎勿用血药，以滋腻难散。"吴瑭也告诫："温病小便不利者，淡渗不可与也，忌五苓、八正辈。"

应用本法的注意点：①不可早用寒滞之品，否则邪遏不能外达。②不可过用苦寒药，其性多下行，服之使邪气不能向上、向外而出。过服苦寒，易使温邪化燥伤阴。③不可分利过度，否则津液尤耗。

1. 清热透邪法

山栀，竹叶，生石膏，连翘，芦根，薄荷，淡豆豉，肥知母。

清热透邪山栀邀，竹叶石膏知连翘，
芦根薄荷淡豆豉，伏邪出气清之消。

［方解］芦根、石膏、知母清热保津而生津，清凉透热而养阴；连翘、

竹叶、山栀清解气分之热而降火；豆豉、薄荷清中有透，免辛寒甘寒凉遏之弊。

适应证：春温伏邪外出于气，以及冬温、暑温邪恋气分，高热无汗，口渴，苔黄，脉数等症。舌干少津，去豆豉、薄荷，加天花粉、麦冬；舌质红绛，加生地黄、玄参，去薄荷；汗出多者不用豆豉、薄荷。很多时方中薄荷与石膏同用。

代表方剂：

（1）新加白虎汤（俞根初经验方）：苏薄荷，生石膏，陈仓米，知母，益元散，鲜竹叶，嫩桑枝，荷叶。

（2）雷氏清凉透邪法（《时病论》）：鲜芦根，生石膏，连翘，竹叶，淡豆豉，绿豆衣。

（3）温热证初起可用《金匮要略》白虎加桂枝汤：生石膏，知母，甘草，粳米，桂枝。

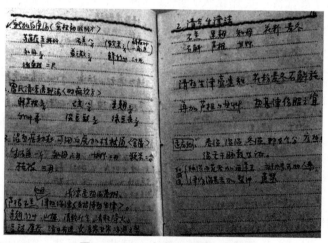

图 2-1　1962 年董建华歌诀讲稿

2. 清气生津法

生石膏，连翘，知母，天花粉，麦冬，石斛，芦根，甘草。

清热生津膏翘知，花粉麦冬石斛施。

再加芦根与甘草，热甚津伤服之知。

[方解]石膏、知母清气分独盛之热，以制阳亢；石斛、芦根、麦冬、天花粉养阴生津；连翘、生甘草清上中焦之热。

适应证：春温、湿温、冬温，邪在气分，高热口渴，舌干，脉数等症。脉洪而芤者加西洋参；出汗太多可加人参；津伤渴甚者加梨汁、蔗浆。

代表方剂：

（1）雷氏清热保津法（《时病论》）：连翘，天花粉，石斛，鲜生地黄，麦冬，人参叶。

（2）白虎加人参汤（仲景方）。

（3）雷氏甘寒生津法（《时病论》）：大生地，大麦冬，连翘，竹叶，北沙参，生石膏。

3. 清气宣肺法

麻黄，杏仁，甘草，石膏，前胡，桔梗，贝母，黄芩。

清热宣肺麻杏仁，甘草石膏共桔梗。

前胡贝母化痰热，黄芩清热喘咳平。

[方解]邪由卫传入，肺胃之热壅盛，肺气郁而不宣。麻黄、杏仁、桔梗宣肺定喘以开肺气；生石膏、黄芩清肺胃之热；前胡、贝母清化痰热。

适应证：风温、冬温邪在肺胃，高热，气喘，口渴，苔黄，脉数等症。痰多者加淡竹沥、莱菔子。

代表方剂：

麻杏甘石汤（《伤寒论》）。

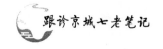

4. 清肺和络法

桑叶，桑白皮，黄芩，连翘，杏仁，橘络，桃仁泥，仙鹤草，冬瓜子，鲜芦根。

咳嗽痰血清肺络，桑叶桑皮芩连翘。

杏仁桃仁仙鹤草，冬橘芦根共奏效。

［方解］风温热邪壅肺，咳伤肺络。桑白皮、黄芩、连翘泻火清热；杏仁、橘络宣肺通络；仙鹤草、桃仁止血散瘀；芦根、冬瓜仁清热化痰。

适应证：温热内阻，肺络受伤，咳嗽痰血，均可斟酌应用。舌质红绛、吐血多者，去桃仁，加牡丹皮、生地黄；热高无汗而烦者，加焦山栀、淡豆豉；若吐血鲜红者，加小蓟炭、藕节炭。

代表方剂：

（1）苇茎汤（《备急千金要方》）：治肺痈。苇茎，薏苡仁，桃仁，冬瓜子。

（2）泻白散（《小儿药证直诀》）：除肺热止咳。桑白皮，地骨皮，生甘草，粳米。

5. 清热治痢法

葛根，黄芩，黄连，甘草，金银花，车前子，桔梗。

清热治痢葛芩连，甘草银花与车前。

桔梗宣肺能疗嗽，肺热入肠是病源。

［方解］肺与大肠相表里，肺热下入大肠而成协热利。葛根解肌清热，升提内陷之邪；黄芩、黄连清泄肠热；金银花、甘草散热和中；车前子行水泄热；桔梗宣肺止咳。治下利常用此法。

适应证：风温、冬温、痢疾、泄泻，身热下利，肛门灼热，色黄臭，脉数，苔黄等症。

代表方剂：葛根芩连汤（《伤寒论》）：葛根，黄芩，黄连，甘草。

6. 清气燥湿法（《类证活人书》白虎加苍术汤）

石膏，知母，甘草，粳米，苍术。

> 清热燥湿石膏知，甘草粳米四般花。
> 苍术燥湿能健脾，气热夹湿最为嘉。

［方解］暑温夹湿，身重胸闷是其特征。以白虎汤清气分之暑，加苍术以燥太阴之湿。

适应证：湿温、暑温邪在气分，壮热，口渴，汗多，脉大，胸闷身重，舌苔黄腻等症。

代表方剂：三石汤（《温病条辨》）：滑石，生石膏，寒水石，杏仁，竹茹，金银花，通草，金汁（冲）。

7. 清气利咽法

黄芩，黄连，山栀，金银花，赤芍，牡丹皮，射干，玄参，人中白，鲜生地黄。

> 清气利咽芩连栀，银花赤芍粉丹皮。
> 射干玄参人中白，咽痛舌红鲜生地。

［方解］热传气分，最易灼阴化火。黄芩、黄连、栀子清上中焦之热；金银花、连翘、赤芍凉血解毒；玄参、生地黄滋阴降火；射干、人中白清利咽喉。

适应证：丹痧已透，温毒未解，邪在气营，身热，咽喉肿腐，舌红赤，苔黄，脉数等症。热盛谵语者，舌绛加犀角；大便燥结加大黄、枳实。

代表方剂：

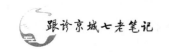

（1）三黄凉膈汤（《疫喉浅论》）：黄连，山栀，黄柏，黄芩，川芎，赤芍，甘草，薄荷，金银花，青陈皮，天花粉，射干，玄参，竹叶。

（2）清咽化痧煎（《疫喉浅论》）：金银花，粉丹皮，玄参，生地黄，人中黄，麦冬，白茅根，莲房，赤芍，连翘，犀角。

8. 清气解毒法

生石膏，知母，黄柏，栝楼，马兜铃，白芍，生地黄，板蓝根，龙胆草，玄参，栀子，土牛膝根（即神仙活命汤去甘草，加鲜土牛膝根、知母）。

> 神仙活命石膏君，栀柏栝楼马兜铃。
>
> 地芍玄参板蓝根，外加知胆土牛膝。

［方解］素体阳盛，复感燥热，气分热盛。石膏、栀子去胃中实热而泻三焦之火；龙胆草、白芍平肝泻火；生地黄、玄参、黄柏、知母滋肾水而清热；马兜铃、栝楼皮清肺热而化湿痰浊；土牛膝根清热解毒；板蓝根利咽喉。

适应证：阳热白喉初起，温毒炽盛，发热，面赤，目红，喉痛白腐，脉数有力等症。大便秘结加大黄，神昏谵语加安宫牛黄丸。

代表方剂：神仙活命汤（《白喉治法忌表抉微》）：龙胆草，栀子，玄参，马兜铃，板蓝根，白芍，栝楼，生石膏，黄柏，生地黄，生甘草。

9. 清火润燥法

薄荷，连翘，生甘草，山栀，菊花，栝楼皮，桔梗，芦根，苦丁茶。

> 清火润燥薄荷翘，山栀蒌桔菊甘草。
>
> 芦根苦茶煎共服，耳鸣目赤龈肿消。

［方解］燥邪化火，火性炎上，熏灼清窍，遂致清窍不利，而见耳鸣、

目赤、龈肿、咽痛等症。薄荷、菊花辛凉宣散在上之火，火郁者发之；连翘、栀子、苦丁茶苦寒清降在上之火；甘草、桔梗、栝楼皮清肺润肺而利咽喉；芦根生肺胃之津。

适应证：可治燥火上炎，耳鸣目赤，龈肿等症。目赤甚者加夏枯草；咽痛甚者加玄参、生地黄。

代表方剂：

（1）翘荷汤（吴鞠通方）：薄荷，连翘，生甘草，黑栀皮，桔梗，绿豆皮。

（2）桑菊饮（吴鞠通方）：桑叶，菊花，杏仁，连翘，薄荷，桔梗，甘草，芦根。

四、通下法

通下法是一种攻逐积滞、清除邪热的方法。叶天士谓温邪不外解，必定里解。戴北山论"下法"：伤寒，下不嫌迟，下其燥结，表证全罢。温病，下不嫌早，下其郁热，不论表罢或未罢均可应用。王孟英论病因："伤寒为阴邪，未曾传向腑而化热，早下造成邪陷之变。温病为阳邪，热由腑出，正是邪之去路，迟下虑其耗津夺液。"

（1）临床应用

①急证急攻：大实大热，急下存阴，用大承气汤。②苦寒泻火：大便秘，热结旁流，协热下利，热结在里，心烦不安，心下痞，用大黄黄连泻心汤或调胃承气汤。③凉膈散热：风火上炎，燥实气热灼津，烦渴目赤，头眩，便秘尿涩，口疮唇裂，脉数，苔中心干，四边红，用凉膈散。④增液通下：津液枯竭，下之不通，舌苔干燥，脉沉无力，用增液承气汤。⑤降气涤痰：肺气不降，痰涎壅盛，喘促不宁，苔黄燥或黄腻，心下痞或痛，用宣白承气汤或小陷胸汤。⑥消导积滞：温邪夹滞，胸腹痞、满、痛，便秘或下利不爽，用小承气汤或枳实导滞汤。⑦表里双解：表里热毒俱盛，壮热无汗，头痛目眩，大便秘结或便利脓血，小便赤，发斑疹，疮疡或发颐，咽痛等，用防风通圣散。⑧攻补兼施：失下或误下，正气已

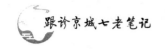

虚，大便不通，用新加黄龙汤。

（2）吴鞠通"三法、五证、误下"之辨

三法：①阳盛热实，用大承气汤。②热结液不干，用调胃承气汤。③液干结少，用增液承气汤。

五证：①新加黄龙汤证：失下或误下，正气已虚，大便不通。②宣白承气汤证：肺气不降，痰壅喘促，大便不通。③牛黄承气汤证：邪陷心包，神昏舌短，兼腹痛便秘。④导赤承气汤证：小便赤痛，时烦渴甚，大便秘结。⑤增液承气汤证：津液不足，无水停舟，大便秘结。

误下：①邪在心包、阳明两处，不先开心包，徒攻阳明，下后依然神昏谵语。②体亏液涸之人，下后作战汗或随汗而脱。或不蒸汗，徒战而脱。③下后虽能战汗，以阴气大伤，转成上嗽下泄，夜热早凉之怯证。补阳不可，救阴亦不可。

（3）应用本法的注意点

①须时时顾护津液，以防因液涸而正气不支，引邪内陷。②邪在卫分，未入中焦者，不可用下。③根据病情，选择适当的下法。

1. 增液通下法（吴氏增液承气汤）

大黄，芒硝，玄参，生地黄，麦冬。

增液通下大黄硝，增水行舟法最超。

玄地麦冬同煎服，津回热解便通调。

［方解］玄参、生地黄、麦冬滋液润燥，增水行舟；芒硝、大黄通便泄热。加全栝楼佳。

适应证：春温、暑温、湿温、秋燥、冬温的热结液干，腹满，便秘，苔黄或黑而燥，质红绛，脉沉数无力等症。仲景谓"急下存阴"，是下其燥屎，脉应沉实有力。而本法是指阴枯涸而热结，脉沉数无力。

2. 宣肺通下法

栝楼皮、杏仁、大黄、石膏、桔梗、枳实、莱菔子。

宣肺通下蒌杏仁，大黄次下石膏增。
桔梗枳实莱菔子，肺实便闭此法灵。

［方解］火静则痰伏于脾，火动则痰壅于肺，肺气失于肃降，则大肠之气亦闭。故杏仁、栝楼皮、桔梗宣肺化痰；枳实、莱菔子开痰降气；石膏清肺胃之热；大黄通下。

适应证：风湿、冬温痰热互阻肺胃，喘促痰多，大便燥结等症。

代表方剂：宣白承气汤（吴鞠通方）：杏仁，栝楼皮，生石膏，生大黄。

3. 导滞清里法

枳实，大黄，神曲，山楂，槟榔，木香，黄芩，黄连。

导滞清里枳实黄，神曲山楂花槟榔。
木香黄连合黄芩，里实下痢力能匡。

［方解］肠胃积滞与湿热交阻，呈现腹痛、胀满里实之证。宿食停积于胃，吞酸嗳腐。《内经》云"实则下之"。大黄、槟榔荡涤肠中之积；神曲、山楂消导食积；木香、枳实行气导滞；黄连、黄芩清热治痢。遵经旨"通因通用"之意。

适应证：痢疾，腹痛胀满，嗳腐吞酸（饿不死的伤寒，吃不死的痢疾），苔黄，脉沉实有力之症。"无积不成痢"，此为有积滞。

代表方剂：

（1）清痢荡积法（雷少逸方）：木香，黄连，生大黄，枳壳，黄芩，白芍，甘草，葛根，鲜荷叶。

（2）木香槟榔丸（《儒门事亲》）：木香，青皮，陈皮，莪术，黄连，

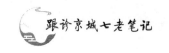

黄柏，大黄，香附，槟榔，牵牛子。

（3）枳实导滞丸（《内外伤辨惑论》）：大黄，枳实，神曲，茯苓，黄芩，黄连，白术，泽泻。

4. 导滞化湿法

生大黄，枳实，姜半夏，黄连，金银花，滑石，黄芩，甘草，荷叶，神曲。

> 导滞化湿大黄曲，芩连滑实半夏棒。
>
> 荷叶银花共甘草，湿热积滞力能当。

［方解］伏暑、伏湿阻于肠胃，用导滞化湿法。暑常夹湿，郁于肠胃，浊热黏腻之邪与肠中糟粕相搏，蒸作极黏腻臭秽之溏酱便，如痢非痢。故以大黄、枳实通下导滞，以通宿垢；半夏、神曲、甘草和胃；金银花、黄芩、黄连、荷叶、滑石清肠内之暑湿。糟粕下，暑湿清，伏邪始尽，病可痊。

适应证：伏暑内阻肠胃，或痢疾内实，便溏不爽，色红如酱，苔黄腻等症。

代表方剂：枳实导滞汤（《重订通俗伤寒论》）：枳实，酒大黄，槟榔，厚朴，连翘，黄连，神曲，紫草，山楂，木通，生甘草。

5. 凉膈泄热法（凉膈散原方）

大黄，芒硝，栀子，连翘，黄芩，甘草，薄荷，竹叶，白蜜。

> 凉膈硝黄栀子翘，黄芩甘草薄荷侥。
>
> 竹叶蜜煎疗膈上，中焦燥实服之消。

［方解］风火上炎，中焦燥实，气热灼津，故见烦热而渴，目赤咽痛，头眩，口疮唇裂，便闭等。大黄、芒硝泻中焦之实；山栀、黄芩清上焦之

热；薄荷泄热；甘草、连翘缓急解毒清热；竹叶清热；白蜜清燥养阴。

适应证：冬温邪在气分，化火灼津，身热烦渴，目赤咽痛，头眩，口疮唇裂，便秘燥实，溲赤而涩，脉数，舌心干，四边色红，中心或黄或白等症。

6. 急下存阴法（大承气汤原方）

芒硝，枳实，大黄，厚朴。

大承气汤朴实黄，芒硝化入用须详。

适应证：瘟疫不解，热传阳明气分，胸腹满痛，便秘苔黑，满舌生刺。热结旁流去芒硝。

7. 补泻兼施法

人参，甘草，生地黄，玄参，当归，大黄，芒硝，麦冬。

补泻兼施人参草，生地元冬当归找。
大黄芒硝功在下，虚人燥实此法妙。

［方解］温病后期，热灼真阴，燥屎成实，此时攻补不及，攻之则正不胜，补之则邪愈甚，故补泻兼施。人参、当归两补气血；麦冬、玄参、生地黄增液滋阴；大黄、芒硝荡积；甘草缓急。

适应证：春温、湿温、秋燥、冬温应下当下。正虚邪实，舌绛苔焦黑，脉沉无力等症（注：即增液承气汤加人参、当归、甘草）。

代表方剂：

（1）新加黄龙汤（《温病条辨》）：细生地，生甘草，人参，生大黄，玄参，麦冬，当归，芒硝，海参，姜汁。

（2）黄龙汤（《伤寒六书》）：大黄，芒硝，枳实，厚朴，人参，甘草，当归，桔梗，生姜，大枣。

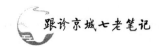

8. 开窍通下法

安宫牛黄丸两粒化开，生大黄末三钱，冲服。先服一半，不知再服。

[方解] 热入心包则神昏谵语，热结肠胃则腹满便秘。病证危急，恐有闭脱之虞，故以安宫牛黄丸开少阴之闭，大黄泻阳明之实。吴氏谓邪在心包、阳明两处，不先开心包，徒攻阳明，下后仍然昏惑谵语，故以开窍通下并进，两全其美。

适应证：神智昏迷或喃喃谵语，腹满便闭，心包、阳明同病。

代表方剂：

（1）牛黄清心丸（《痘疹世医心法》）：牛黄，朱砂，黄连，黄芩，栀子，郁金。

（2）至宝丹（《太平惠民和剂局方》）。

五、清营法

清营法是运用清热透邪的药物以清解营分邪热的一种方法。叶天士谓："入营尤可透热转气。"

临床应用：

（1）透热转气：邪初入营分，气分之邪未罢，犹可开达转出气分而解。症状：舌质红绛，身灼热，口反不渴，脉细数。治疗：清营汤。用营分药必加气分药。若仅用营分药，则热易入血分。黑膏方：鲜生地黄、豆豉合打，透热而不伤津，津伤者用。

（2）气营双清：气营（血）两燔，有气分证亦有营分证。症状：壮热，口渴，烦躁，发斑发疹，脉洪大而数，舌质红绛，上罩黄苔。治疗：白虎加生地汤，或化斑汤，或玉女煎去牛膝加玄参。

（3）清营凉血：营、血症状临床往往并见，此法亦可用于血分治疗。古人有"养血可以赅营，营为血中之气"之说，营与血有着浅深的关系，不可截然分开。

应用本法的注意点：①清营药物，大部分为滋腻之品，用之不当，易壅滞邪热内陷，神志昏糊。即使要用，一定要加入气分药。②病入营分，变化很多，除严格辨别病的属营、属血或气营之交，给予确切的治疗外，还应配合其他解毒、开窍等法。

1. 清气凉营法

石膏，知母，鲜生地黄，玄参，麦冬，天花粉，鲜石斛。

清气凉营知母膏，生地玄参麦冬俏。

生津花粉加石斛，壮热口渴服之消。

[方解]壮热口渴，气分之热尚炽。以石膏、知母清气分独盛之热；生地黄、玄参凉血滋阴壮水以制火；天花粉、石斛、麦冬清热生津。

适应证：气营两燔，壮热口渴，烦躁不安，舌绛而干，脉洪数等症。

代表方剂：

（1）玉女煎（吴鞠通方）：生石膏一两，知母四钱，玄参四钱，生地黄六钱，麦冬六钱。

（2）玉女煎（《景岳全书》）：上方去玄参，加牛膝三钱。

（3）竹叶玉女煎（吴鞠通方）：生石膏六钱，干地黄四钱，麦冬四钱，知母二钱，牛膝二钱，竹叶三钱。

（4）白虎加地黄汤：即白虎汤原方加生地黄。

（5）清瘟败毒饮（《疫疹一得》）：生石膏，生地黄，犀角，黄连，栀子，桔梗，黄芩，知母，赤芍，玄参，连翘，甘草，牡丹皮，竹叶。

董建华按：气营两燔之证，治宜辛凉清气热，甘寒滋营阴，如白虎加地黄汤。若肾水亏乏，阴液不能上潮，则又须加入咸寒之品，如玄参、阿胶、龟甲，壮水以制邪火。

2. 清营透热法

犀角，鲜生地黄，麦冬，石斛，玄参，竹叶，金银花，连翘。

邪入营分须清透，犀角生地玄参投。

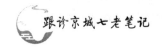

麦冬石斛能生津，透热转气竹翘银。

［方解］犀角、玄参、生地黄清营凉血；麦冬、竹叶、石斛养阴生津；金银花、连翘清热解毒，透热转气，使营之邪不致深陷血分而解。加连翘使清热透气之力加强。本法"苔白滑者不可与之也"。

适应证：任何温病邪入营分，舌绛，口渴不甚，身热烦躁，甚则谵语，脉细数等症。若痰热盛者加竹沥、梨汁；苔腻神昏者加牛黄丸、至宝丹。

代表方剂：

（1）清营汤（吴鞠通方）：犀角，玄参，竹叶心，麦冬，丹参，黄连，生地黄，金银花，连翘。

（2）清热解毒法（《时病论》）：西洋参，大麦冬，细生地，玄参，金银花，连翘，绿豆。

3. 导赤清心法

鲜生地黄，木通，益元散，竹叶，麦冬，牡丹皮，茯神，莲子心。

导赤清心鲜地通，益元竹叶与麦冬。
丹皮茯神莲子心，引火下行服之清。

［方解］心主血属营，暑热入营，故发热，心烦不寐。心与小肠相表里，热稽小肠，小便热赤而痛。以鲜生地黄、牡丹皮、麦冬凉血泄热；茯神、莲子心入心安神，且莲子心能交济心肾以降其热；木通、淡竹叶、益元散清心火导热下行，使小便清通，包络、心经之热从下排出而愈。

适应证：伏暑入营，心烦不寐，小溲红赤，舌红少津等症。

代表方剂：导赤清心汤（俞根初方）：鲜生地黄，辰茯神，细木通，麦冬，牡丹皮，益元散，淡竹叶，莲子心，辰砂染灯心，莹白童便（冲）。

（注：益元散，又名六一散，滑石六两，炙甘草一两，为细末，每服三钱，加蜜少许，温水服。）

4. 凉营解毒法

犀角，牡丹皮，白芍，玄参，生地黄，川连，连翘，石斛，石膏，甘草。

清营解毒犀芍丹，玄参生地川黄连。
连翘石膏斛甘草，热毒入营予之痊。

[方解] 邪热波及营分，或为丹痧，或为斑疹。犀角、连翘、黄连清热解毒，凉血止血；牡丹皮、玄参泄血中伏热；生地黄、白芍、石斛养阴清热；石膏清气分余热；甘草和中。此法既可解毒止血，又能养阴生津扶正，达到解毒而不伤阴之功。

适应证：丹痧邪在气营，或斑疹紫黑，壮热烦躁，舌绛而干，脉洪数等症。

六、凉血法

凉血法是运用清热凉血药物组成的方剂，达到凉解血热、化散郁结的一种方法。叶天士谓："入血就恐耗血动血，直须凉血散血。"但营、血不能截然分开。

临床运用：邪热入于血分，迫血妄行，吐、衄、便血，舌色紫绛或斑疹紫、黑苔者，常用犀角地黄汤凉血止血。

凉血散血的要义：血热宜凉，血瘀宜散，凉血即能止血，散血即能生血。

1. 清热凉血法

犀角，生地黄，赤芍，牡丹皮，银花炭，茜草炭，地榆炭。

清热凉血犀生地，赤芍银花与丹皮。
茜草地榆全用炭，热盛便血用之愈。

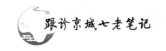
[方解] 邪热蕴郁血分，肠壁血络受伤，故大便下血。热灼营血，故舌绛。方用犀角、生地黄、赤芍、牡丹皮清热凉血；茜根炭、银花炭、地榆炭清热凉血止血。共奏清热凉血、救阴止血之效。叶天士谓："入血就恐耗血动血，直需凉血散血"。

适应证：湿温后期肠出血，身热舌绛，脉数，苔黑等症。

代表方剂：犀角地黄汤（《备急千金要方》）：犀角，生地黄，赤芍，牡丹皮。

2. 凉血解毒法

牡丹皮，生地黄，金银花，甘草，赤芍，地榆，黄连，三七，鸦胆子。

> 凉血解毒丹生地，银花甘草赤芍榆。
>
> 黄连三七鸦胆子，痢疾肠腐用此医。

[方解] 热重毒盛，肠壁溃烂，故腹中切痛。以金银花、黄连、甘草解毒清热以治肠腐；生地黄、牡丹皮凉血清热；三七、赤芍行瘀和血止痛；鸦胆子、地榆炭解毒止血治痢。

适应证：疫痢毒邪入营血，腹中切痛，痢下腐臭，舌绛，脉数，苔黑等症。

代表方剂：解毒生化丹（《医学衷中参西录》）：金银花，生杭芍，粉甘草，三七，鸦胆子。

七、开窍法

开窍法是运用芳香辛开药物达到开窍之目的，使神智恢复清醒的一种方法。即开心包之闭，为"逆传心包""热入心包""痰迷心窍"极为关键的一种治疗方法。

临床应用：

温开：用于痰湿蒙蔽心窍，用苏合香丸。

凉开：

（1）用于发热太盛，内陷心包，或者逆传心包。

以下三种成药都有芳香开窍之功，其区别是：①安宫牛黄丸：最凉，清热解毒，用于热入心包、高热神昏、谵语最有效。②紫雪丹：凉次之，镇静泄热作用好，高热、神昏、痉厥用之，小儿多用。③至宝丹：凉又次之，开窍之力较大，又可化浊安神，用于热闭神昏谵语者效佳。

（2）痰热蒙蔽：可豁痰开窍，用菖蒲郁金汤或玳瑁郁金汤。

应用本法的注意点：①大都用于病情严重阶段，是一时的处理方法，还需配合清营、凉血、解郁、泄热等方法联合应用。②开窍法不可用之过早，早用反而会引邪内陷，招致神识昏糊。③严格选择适合的方剂。

热闭、浊闭、湿闭的临证鉴别：

湿闭：①苔白滑不渴。②小便不通，多有呕逆。③脉多缓。④先拟开窍（苏合香丸），继必利湿。

浊闭：①舌不必有燥裂，但必有苔厚腻或色黄黑。②大便必秘或热结旁流。③脉必沉实有力。④必须通下，佐以开窍（紫雪丹）。

热闭：①舌红绛或有苔黄燥。②大便虽结，腹无胀满。③脉多细数或沉弱。④透营泄热，开窍（安宫牛黄丸）解毒。

1. 清心开窍法

郁金，菖蒲，莲子心，竹叶心，牡丹皮，茯神，连翘，玄参，牛黄。

清心开窍牛黄金，菖蒲莲子竹叶心。

丹皮茯神连翘参，热入心包效若神。

［方解］牛黄、菖蒲、郁金清心开窍，清心包邪热；玄参、牡丹皮凉血和营；连翘心、竹叶心、莲子心清心宫之热；朱茯神镇静安神。

适应证：诸温病，热入心包，神昏谵语，舌绛，脉细数等症，常以安宫牛黄丸或至宝丹 1～2 粒，先化水服之救急，然后再处方服用汤药。两

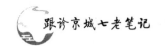

小时后可再服 1 次，亦可溶化在汤药中服之，汤药冲服力量更大。

代表方剂：

（1）清宫汤（吴鞠通方）：治太阴温病，发汗后汗出多，神昏谵语。玄参心，犀角，竹叶心，麦冬心，连翘心，莲子心。

（2）祛热宣窍法（《时病论》）：连翘，犀角，川贝母，鲜石菖蒲。加安宫牛黄丸或至宝丹一粒，化开冲服。

2. 清宣痰热法

玳瑁（用代用品），郁金，牡丹皮，连翘，菖蒲，天竺黄，竹沥，木通，栀子。

清宣痰热神昏方，玳郁丹翘菖竺黄。

竹沥木通栀子共，痰迷包络此法良。

［方解］痰迷心窍，致神志时清时闭。玳瑁（用代用品）、郁金泄热解毒，开窍凉营；石菖蒲、竹沥、天竺黄涤包络之痰；牡丹皮凉血清热；连翘心清心火；木通、山栀使上焦之火下行，从小便而泄。

适应证：风温、湿温、冬温痰热内蒙心包，时有神昏谵语，痰声辘辘，舌苔白滑或黄，脉滑数等症。湿温湿热蒙闭心包，胸闷叹息，苔黄白而腻，此法去竹沥、天竺黄，加竹叶心、益元散（六一散）。

代表方剂：玳瑁郁金汤（俞根初方）：生玳瑁（用代用品），生山栀，细木通，淡竹沥，广郁金，青连翘，粉丹皮，姜汁，鲜石菖蒲汁，紫金片。

八、息风法

息风法是运用凉肝潜镇或滋阴潜阳的药物，以平息肝风、制惊止厥的一种方法。其目的是达到阴平阳秘。《黄帝内经》曰"诸风掉眩，皆属于肝""风胜则动"。何秀山谓："血虚生风，非真有风也，实因血不养筋，筋脉拘挛，伸缩不能自如，故手足瘈疭，类似风动，名曰内虚暗风，通称肝风。温热病末路多见此症者，以热伤血液故也。"此为肝风，临床要分清虚实。

临床应用：①平肝息风：热极生风，高热之后可见，用羚角钩藤汤或止痉散。②育阴潜阳：真阴枯竭，病久后期出现，用大定风珠或三甲复脉汤。

应用本法的注意点：①须辨明虚实，实则潜镇，虚则滋填。②病在气分，不可早用清滋的药物，若用则反而引邪热内陷。③阳明腑实，以及肺胃痰热蕴蒸，也每有动风的现象，治法各有不同，必须明辨。

1. 平肝息风法

羚羊角，钩藤，菊花，珍珠母，白芍，朱茯神，生地黄。

平肝息风用羚角，钩藤菊花珠母裹。

生地白芍朱茯神，热极生风用之良。

［方解］羚羊角、钩藤、菊花、珍珠母平肝息风；生地黄、芍药养阴柔肝，清热；朱茯神镇静安神。临床治肝阳上亢的高血压，羚羊角、珍珠母、石决明佳。

适应证：春温、湿温、冬温、暑温等病，抽搐，角弓反张，牙关紧闭，脉弦数等症。口噤者加全蝎；反张者加僵蚕、蜈蚣镇惊止痉；目赤者加龙胆草、栀子。全蝎、蜈蚣镇惊佳，西医称可弛缓神经。

代表方剂：

（1）羚角钩藤汤（俞根初方）：羚羊角，桑叶，川贝母，鲜生地黄，竹茹，钩藤，菊花，茯神木，生甘草，白芍。

（2）泄热息风法（《时病论》）：大麦冬，细生地，甘菊花，羚羊角，双钩藤。

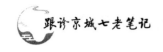

2. 化痰息风法

天竺黄，僵蚕，川贝母，竹沥，蝉衣，全蝎，钩藤，连翘，黄芩。

> 化痰息风天竺黄，僵蚕川贝竹沥尝。
>
> 蝉衣全蝎钩藤入，连翘黄芩共煎汤。

［方解］僵蚕、天竺黄化风痰，竹沥、川贝母清痰热；连翘、黄芩清实热；蝉衣、钩藤、全蝎平肝息风以缓抽搐。

适应证：风温、冬温痰热生风，抽搐，痰多，苔黄腻或白滑等症。

抽搐重者加羚羊角；神昏严重者加服至宝丹；痰多者加服牛黄抱龙丸。

代表方剂：撮风散（《证治准绳》）：蜈蚣，钩藤，炒僵蚕，蝎尾，麝香，竹沥，朱砂。

九、生津法

生津法是运用甘寒清热、生津濡润的药物以达到恢复阴液的一种方法。董废翁云："胃中津液不竭，其人必不即死。"吴锡璜说："治温病宜刻刻顾其津液。"

临床应用：若邪在肺胃，津液耗伤而口渴，舌红而干，宜甘寒生津，用益胃汤或五汁饮。

应用本法的注意点：①湿邪未尽者不可用，用之湿邪留恋，病情加重不解。如果津伤，可与祛湿之法并用。②处方用药应祛湿而不伤阴，养液而不碍湿。

1. 益气生津法

沙参，麦冬，石斛，竹叶，生石膏，甘草。

> 益气生津用沙参，麦冬石斛胃津生。

竹叶石膏同甘草，口渴舌红气虚斟。

[方解] 温病后期，胃阴受伤，余热未除，故见微有口渴。胃为水谷之海、中气之本，胃阴受伤，中气不振，故见虚羸少气。本法以竹叶、石膏、石斛以清解余热；沙参、麦冬、甘草益气养阴，使津充热退。

适应证：各种湿热疾病恢复期，胃阴受伤，余热未清，微热口渴，少气，舌红少津等症。本法常用清热生津益气的药物。若湿温发痓，津气两伤，干枯痓者，可用此法。身不热，去石膏；食欲不振加香稻芽、神曲。

代表方剂：

（1）竹叶石膏汤（《伤寒论》）：竹叶，石膏，麦冬，半夏，甘草，粳米，人参。

（2）益胃汤（吴鞠通方）：沙参，麦冬，玉竹，生地黄，冰糖。

2. 润燥养阴法

玄参，玉竹，麦冬，天花粉，鲜石斛，桑叶，川贝母，甘草。

润燥养阴玄玉竹，麦冬花粉鲜石斛。

桑叶川贝及甘草，苔光干咳早日服。

[方解] 阳明温病，误下或误汗，口渴，无身热，肺胃阴液受损。沙参、麦冬养阴清肺；玉竹、天花粉、石斛生津止渴；桑叶、贝母、甘草清热润燥化痰。诸药合用，共奏养胃润肺、生津清燥之功。

适应证：秋燥、风温、冬温肺胃津伤，干咳少痰，口渴，舌红少津等症。

代表方剂：沙参麦冬汤（吴鞠通方）：沙参，玉竹，生甘草，冬桑叶，麦冬，白扁豆，天花粉。

3. 清燥润肺法

麦冬，阿胶，玄参，枇杷叶，甘草，生石膏，桑叶，杏仁。

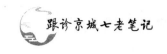

清燥润肺麦胶参，枇杷叶与甘草称。

燥邪化火灼肺阴，石膏桑叶光杏仁。

［方解］燥热熏灼，肺阴受伤，遂致干咳无痰，气逆而喘，鼻干胁痛，舌红，脉细数。气分之燥未解，故见身热、心烦、口渴、苔黄燥等症。石膏清气分燥热；杏仁、桑叶、枇杷叶宣肺镇咳；沙参、麦冬、玉竹、阿胶润肺养阴；甘草调和诸药并生津清火。

适应证：秋燥、风温、冬温，身热口渴，或痰中带鲜红色血丝，舌红而干无苔等症。本法与润燥养阴法同样可以治疗肺胃津伤。其不同点是清燥润肺法的身热口渴较甚，余症相同。

代表方剂：清燥救肺汤（喻嘉言方）：桑叶，生石膏，人参，甘草，胡麻仁，阿胶，麦冬，杏仁，枇杷叶。

4. 养阴生津法

西洋参，麦冬，天花粉，知母，玄参，白芍，生地黄，甘草，桔梗。

养阴生津西洋参，麦冬知母与花粉。

玄参芍地甘草桔，肺肾津伤此法行。

［方解］病后邪退，热灼阴伤，非养阴生津不足以恢复既亡之津。西洋参、麦冬、天花粉、知母清热生津；玄参、白芍、生地黄滋阴降火；桔梗、甘草利咽喉。

适应证：喉病或白喉后期，阴虚内热，咽喉红而微疼，咽部干燥，舌红无苔，脉细数等症。

代表方剂：清咽养营汤（《疫喉浅论》）：西洋参，大生地，茯神，麦冬，白芍，天花粉，天冬，玄参，知母，甘草。

5. 养阴清肠法

石斛，西洋参，天花粉，白芍，荷叶，甘草，黄连，黄芩。

养阴清肠石斛参，花粉白芍荷叶甘。

清热止泻黄连芩，霍乱止阴急救酣。

[方解]吐泻汗出，体内津液大量丧失。热则津伤，舌绛少津。汗多如雨，脉细如丝，真阴将亡，阴阳离决在即。西洋参、甘草益气生津；天花粉、石斛、白芍清热养阴生津；黄连、黄芩清肠中之热；荷叶升清止泻，为亡阴固脱急救之法。

适应证：霍乱腹泻，烦躁口渴，汗多如雨，舌绛少津等。

代表方剂：

（1）清热保津法（《时病论》）：连翘，天花粉，鲜石斛，鲜生地黄，麦冬，参叶。

（2）黄芩汤（《伤寒论》）：黄芩，芍药，甘草，大枣。

十、滋阴法

滋阴法是运用滋阴养液药物滋填阴液、益水制火、调和阴阳的一种方法。适用于温热之邪深入下焦、肝肾之阴干涸者。本法多为气味俱厚之品，如加减复脉汤。

临床应用：必须掌握清热不凝闭、养阴不滞邪的原则。若湿邪未尽或阴津未伤而用之，结果反致邪气胶锢难解，而变生他患。

应用本法的注意点：①病在气分，虽高热而津液未伤者，不可滋阴。②温邪乍入营分，气分余邪未尽者，仍当透营泄热，转出气分而解。不可临证慌张，早投滋阴，反致邪恋难透。③阳虚病人，绝不可妄投滋阴药，免致阳气更虚，使阴阳离决，而引起脱变。吴鞠通谓："润之则病深不解。"

1. 育阴潜阳法

麦冬，生地黄，牡蛎，龟甲，鳖甲，白芍，阿胶，甘草。

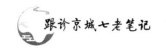

育阴潜阳麦地黄，牡蛎龟甲鳖甲藏。

白芍阿胶生甘草，虚风内动须知详。

［方解］此法适用于"邪少虚多，筋脉失养"。阿胶、生地黄、麦冬滋阴养液；三甲潜阳镇静；芍药、甘草酸甘敛阴以缓急迫。

适应证：春温、湿温、秋燥、冬温，病入下焦，真阴劫伤，手足蠕动，抽搐无力，舌绛或紫晦，无苔少津，脉细数无力等症。若自汗，气短而喘，加人参、五味子、浮小麦；心动悸者，加茯神、龙骨。

代表方剂：

（1）大定风珠（吴鞠通方）：白芍，干地黄，麦冬，阿胶，麻子仁，五味子，鸡子黄，生龟甲，生牡蛎，生鳖甲，炙甘草。

（2）阿胶鸡子黄汤（俞根初经验方）：阿胶，生白芍，石决明，双钩藤，大生地，炙甘草，牡蛎，络石藤，茯神木，鸡子黄。

2. 养阴清热法

青蒿，鳖甲，生地黄，知母，牡丹皮，银柴胡。

养阴清热青蒿鳖，生地知母同力协。

丹皮加上银柴胡，夜热早凉恙即捷。

［方解］阴伤邪滞，营卫不和，故夜热朝凉。吴鞠通曰："夜行阴分而热，日行阳分而凉，邪气深伏阴分可知。热退无汗，邪不出表，而仍归阴分。"鳖甲、生地黄、知母、牡丹皮养阴清热；青蒿、银柴胡清虚热而引邪外出。

适应证：温病恢复期阴虚发热者。

代表方剂：青蒿鳖甲汤（吴鞠通方）：青蒿，鳖甲，细生地，知母，牡丹皮。

3. 酸苦泄热法

乌梅，黄连，麦冬，生地黄，阿胶，玄参。

酸苦泄热乌梅连，麦冬生地阿胶添。
玄参滋阴能降火，肾阴舌绛消渴煎。

［方解］暑邪深入少阴，肾阴不足，水不制火，心火独亢，故心热，烦躁消渴。黄连泻心火，使火不烁津；乌梅酸以生津；阿胶、玄参养阴滋阴以降火；麦冬、生地黄合乌梅酸甘化阴，庶消渴可平。

适应证：暑温后期，热灼肾阴，水不制火，心烦消渴，舌绛，脉细数等症。

代表方剂：连梅汤（吴鞠通方）：云连，乌梅，麦冬，生地黄，阿胶。

4. 滋阴养血法

阿胶，干地黄，人参，白芍，甘草，麦冬，天花粉。

滋阴养血胶地黄，人参白芍甘草当。
清热生津麦花粉，燥伤肺肾救之良。

［方解］燥邪深入下焦，营血阴液受损，伤及肺阴。干地黄、白芍、当归养血补阴液；麦冬、阿胶、玄参、天花粉滋阴润肺；人参、甘草补气生津。

适应证：燥伤肺肾，干咳痰血，唇舌燥裂，咽痛，神倦气短，午后微热，手心发热，舌质红绛少津，脉细涩。若自汗，加龙骨、牡蛎。

代表方剂：

（1）加减复脉汤（吴鞠通方）：炙甘草，干地黄，生白芍，麦冬，阿胶，麻子仁。

（2）救逆汤（吴鞠通方）：甘草，干地黄，生白芍，麦冬，阿胶，生龙骨，生牡蛎。

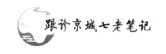

（3）清燥养荣汤（吴又可方）：知母，天花粉，当归，白芍，地黄汁，陈皮，甘草。

5. 养阴清肺法

生地黄，玄参，牡丹皮，白芍，甘草，贝母，薄荷，土牛膝根，麦冬。

养阴清肺丹薄元，芍草冬地与贝研。

肾阴不足伤及肺，加土牛膝好经验。

［方解］肺肾阴虚，复感温毒，热灼真阴，肺胃津伤，孤阳浮越于上，故咽喉腐痛。生地黄、玄参滋阴降火，壮水以制阳亢；麦冬、川贝母清肺热而镇咳；白芍、牡丹皮清热养阴；甘草、土牛膝根清热解毒；薄荷辛凉泻邪。

适应证：白喉阴虚，口唇鼻咽干燥，干咳少痰，舌绛少苔，脉细而虚等症。

代表方剂：养阴清肺汤（《重楼玉钥》）：大生地，麦冬，生甘草，白芍，薄荷，玄参，牡丹皮，贝母。

十一、化湿法

化湿法是运用芳香淡渗或温燥苦化之药物，以达到驱逐湿浊为目的的一种方法。临床应用于湿温病之湿热氤氲阶段，也就是卫分开始到气分留恋的时期。必须分辨表湿与里湿以及湿热偏盛的不同情况。

（1）表湿：发热恶寒，头重腹满，苔白腻，治宜芳香疏表，如藿香正气散。解表湿不可过汗，过汗则湿邪不去反伤津液。顾晓润说："湿温与春温同治，宜清疏不宜发散。"

（2）里湿：湿重于热者，治以淡渗利湿，如三仁汤或藿朴夏苓汤。热重于湿者，治以苦寒清热，如王氏连朴饮。湿热并重者，治以清热淡渗，如黄芩滑石汤或甘露消毒丹。

应用本法的注意点：①温病不兼湿者，不可滥用。②湿温证或者温邪兼湿，必须辨清热重或湿重之分。③湿热并重，应予并治。但应掌握祛湿不伤阴、清热不碍湿的原则。

1. 芳香疏表法

藿香，佩兰，苏叶，陈皮，枳壳，茯苓，苍术，厚朴，豆豉。

芳香疏表藿佩苏，陈皮枳壳茯苓投。
苍术厚朴淡豆豉，湿温在卫此法求。

［方解］阳为湿遏，卫气失疏，故见恶寒，发热，无汗，头痛，身重。湿阻于内，脾阳失宣，故胸宇痞闷，四肢倦怠。藿香、佩兰、苏叶、豆豉芳香透表以疏卫解邪；苍术、厚朴、茯苓宣利脾湿；陈皮、枳壳理气宽中，以除胸闷。

适应证：湿温初起，寒热无汗，胸闷身重，恶心腹泻，苔白腻等症。

代表方剂：

（1）藿香正气散（《太平惠民和剂局方》）：藿香，紫苏，白芷，大腹皮，茯苓，白术，陈皮，半夏曲，厚朴，桔梗，甘草，生姜，大枣。

（2）雷氏芳香化浊法（《时病论》）：藿香叶，佩兰叶，陈皮，制半夏，大腹皮，厚朴，生姜汁，鲜荷叶为引。

2. 宣气化湿法

蔻仁，薏苡仁，滑石，通草，杏仁，茯苓，陈皮，藿香，川厚朴，豆豉。

宣气化湿蔻苡仁，滑石通草杏苓陈。
藿香厚朴淡豆豉，湿重于热效如神。

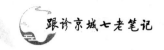

［方解］湿邪内盛，气化失职，故宜轻开上焦肺气。杏仁、蔻仁开上焦肺气，肺主一身之气，气化则湿亦化；藿香、豆卷、佩兰芳香化湿；厚朴、陈皮燥湿利气；茯苓、通草、薏苡仁淡渗利湿。

适应证：湿温之邪在气分，湿重于热，发热胸闷而口不渴，苔白脉濡等症。

董建华按：薛生白曰："中气虚则病在太阴。"吴鞠通曰："湿气弥漫，本无形质，以重浊滋味之药治之，愈治愈坏。"治之得当，不发白㾦，湿转于热为佳，用药把湿重转化成热重是大法。若转化成阳明胃经实证，用苦寒通下之剂即愈。

代表方剂：

（1）三仁汤（吴鞠通方）：杏仁，滑石，通草，竹叶，厚朴，薏苡仁，半夏，白蔻仁。

（2）吴氏二加减正气散：藿梗，广陈皮，厚朴，茯苓，木防己，大豆黄卷，通草，生薏苡仁。

3. 清热化湿法

黄芩，黄连，栀子，厚朴，半夏，滑石，芦根，清豆卷。

清热化湿芩连栀，厚朴半夏滑石施，

芦根但与清豆卷，热重于湿服此知。

［方解］热蒸于内，则口渴心烦。湿阻于里，则胸闷干呕。湿热交蒸，则舌苔黄腻。治当苦寒清热，佐以利湿。黄连、黄芩、栀子味苦性寒，清湿中之热；厚朴、半夏燥湿除满；滑石、芦根、豆卷清利湿热。加服甘露消毒丹，则可加强清热化湿之力。

适应证：湿邪、温邪在气分，热重于湿，壮热口渴，胸闷，苔黄腻，脉濡数等症。热霍乱属暑湿者，亦可加减选用。"中气实则病在阳明"，若热霍乱用此方，可加通草、竹茹、玉枢丹。王孟英之黄芩定乱汤、燃照汤、蚕矢汤亦可选用。

代表方剂：

（1）王氏连朴饮（王孟英方）：黄连（炒），山栀，半夏，鲜菖蒲，厚朴，豆豉，芦根。

（2）甘露消毒丹（《温热经纬》）：飞滑石，茵陈，淡黄芩，石菖蒲，川贝母，木通，藿香，射干，连翘，薄荷，白豆蔻。

4. 清热渗湿法（吴氏黄芩滑石汤）

黄芩，滑石，茯苓，大腹皮，蔻仁，通草，猪苓。

清热渗湿芩滑石，二苓通草淡利湿。

蔻仁腹皮宣气化，湿化热清即可施。

［方解］湿热相蒸，腠理开泄，故汗出，热随之稍减。但因湿性黏腻，不能尽解，故继而复热。黄芩、滑石清湿中之热；蔻仁、大腹皮宣气化湿；茯苓、猪苓、通草淡渗利湿，以奏清热淡渗之效。

适应证：湿热互阻气分，热势稽留不退，头痛而渴，并不多饮等症。吴鞠通谓："湿热两伤，不可偏治"，"徒清热则湿不退，徒祛湿则热愈炽。"

5. 清气透痦法（吴氏苡仁竹叶散）

竹叶，连翘，滑石，通草，茯苓，蔻仁，薏苡仁。

清气透痦竹连翘，滑石茯苓与通草。

宣气化湿蔻苡仁，湿温发痦此法妙。

［方解］白痦外露，虽为湿热之邪外出现象，但气分湿热未得尽解，故仍发热、胸闷，痦似水晶，治当清化湿热为主。连翘、竹叶清气分之热；薏苡仁、蔻仁、滑石、茯苓、通草淡渗利湿，湿去热清则病除。

适应证：湿温出现白痦。若热逼血络，胸腹外露红疹，舌质不红绛，

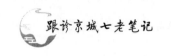

治以原方加金银花、牡丹皮解毒凉血；若瘡如枯骨，俗称干枯瘡，乃津气两伤，清化湿热法必不可投，应以益气生津法为治。

代表方剂：薏苡竹叶散（吴鞠通方）：药方同上。

6. 健脾利湿法

苍术，厚朴，通草，车前子，薏苡仁，藿香，茯苓。

<blockquote>
健脾利湿苍朴通，车前苡仁藿香同，
茯苓淡渗利小便，湿泻用之力无穷。
</blockquote>

[方解]脾喜燥而恶湿，湿侵中土，运化失职，致生泄泻。苍术、厚朴、薏苡仁健脾燥湿；茯苓、车前子、通草淡渗利小便，湿溏不利小便，非其治也；藿香芳香化浊，和脾止泻。

适应证：湿泻稀水不腹痛，胸闷、苔腻、小溲不利之症。

代表方剂：

（1）通利州都法（雷少逸方）：白茯苓，泽泻，苍术，苦桔梗，车前子，通草，滑石。

（2）胃苓汤（《景岳全书》）：苍术，厚朴，陈皮，白术，茯苓，泽泻，猪苓，甘草，肉桂。

7. 芳香化浊法

藿香，厚朴，苏叶，苍术，茯苓，炮姜，砂仁，姜半夏。

<blockquote>
芳香化浊藿朴苏，苍术茯苓炮姜煮，
砂仁还加姜半夏，寒湿侵脾温中土。
</blockquote>

[方解]寒湿之邪，侵犯脾胃，中土之气，升降失常，清浊混杂以致上吐下泻。藿香芳香化浊；姜半夏、陈皮和胃止吐；苍术、厚朴健脾燥湿；砂仁、茯苓和脾利湿；肉桂温中以缓腹痛。诸药合用，共奏芳香化

浊、和胃止泻之功，可使阴阳升降正常。

适应证：寒湿内侵中土，上吐下泻，苔白等症。若吐多加左金丸；泻多加葛根、炮姜炭、木香、荷叶；病不重，去肉桂，加荷叶代之。一般肠胃病初期可使用此法。

代表方剂：

（1）治乱保安法（《时病效方》）：广藿香，台乌药，广木香，制半夏，茯苓，苍术，春砂仁，伏龙肝。

（2）六和汤（《医方考》）：藿香，厚朴，杏仁，砂仁，半夏，木瓜，赤茯苓，白术，人参，扁豆，甘草。

8. 渗湿治痢法

茯苓，泽泻，滑石，黄芩，木香，厚朴，陈皮，苍术。

渗湿治痢苓泽滑，厚朴木香陈皮加。

黄芩清热术燥湿，湿重于热服之佳。

［方解］痢疾初起，湿重于热，气滞不畅，水湿都从大肠而出，小便短少。茯苓、泽泻、滑石通膀胱、利小便；黄芩清湿中之热；厚朴、陈皮、苍术健脾燥湿；木香调气止痛，为治痢必配用之品。久痢伤阴，不可分利。

适应证：身热倦怠，痢下不爽，色白稠黏，腹微痛，小便短少，苔白腻微黄等症。

代表方剂：四苓合芩芍汤（吴鞠通方）：苍术，猪苓，茯苓，泽泻，白芍，黄芩，广陈皮，厚朴，木香。

十二、祛暑法

祛暑法是运用辛凉药物达到祛除湿热的一种方法。临床运用于夏令腠理开泄，暑热伤气，壮热烦渴，面垢汗出等症。暑轻可清热涤暑，暑重可

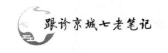

清暑泄热。暑多夹湿，常与化湿法同用。

应用本法的注意点：关键要掌握兼证的有无，及其彼此的轻重。《冯氏锦囊秘录》谓："暑为阳邪，故为蒸热。暑邪伤气，故自汗出。暑邪及心则烦，及肺则渴，及脾则吐利，上蒸于头则重而痛。"

1. 清凉涤暑法

滑石，甘草，荷叶，西瓜翠衣，连翘，佩兰，通草，茯苓。

清凉涤暑滑石甘，荷叶瓜翠与连翘，

佩兰通草云茯苓，清心利便烦渴消。

［方解］暑为阳邪，易伤气分，故见身热、自汗等症。滑石、甘草清热利湿；连翘、西瓜翠衣、荷叶清心祛暑；佩兰辟秽清头目；茯苓、通草淡渗以利小便。

适应证：暑温初起，身热面垢，头晕自汗等症。若咳嗽加杏仁、栝楼皮；若恶心呕吐，加姜半夏、广藿香。

代表方剂：

（1）六一散（《伤寒标本心法类萃》）：滑石，甘草。

（2）雷氏清凉涤暑法（《时病论》）：滑石，甘草，青蒿，连翘，扁豆，茯苓，通草。

2. 清暑泄热法

石膏，知母，滑石，甘草，扁豆，山栀，连翘，竹叶。

清暑泄热石膏知，滑石甘草扁豆竹，

山栀配伍净连翘，暑温伤气功力著。

［方解］热伤阳明气分，故壮热、汗多、脉洪。气热壅肺则喘，热伤津则口渴。石膏、知母清气分之暑热；扁豆、滑石、甘草祛暑利湿；山栀、连翘、竹叶苦寒泄热；脉芤者气阴俱伤，加人参益气生津，即"治暑

必顾其气"。

适应证：暑温伤气，壮热面赤，汗多脉洪等症。《会心录》云："暑热伤气，益气而暑自消；暑热伤阴，益阴而暑自退。"石膏辛寒，辛能胜湿，寒能胜火。知母苦寒养阴，苦能泻火，滋阴润肺。

代表方剂：

（1）白虎汤（《伤寒论》）：生石膏，知母，炙甘草，粳米。

（2）白虎加人参汤（《伤寒论》）：上方加人参。

3. 清暑益气法（即王孟英清暑益气汤）

西洋参，石斛，麦冬，知母，黄连，甘草，竹叶，荷梗，扁豆，西瓜翠衣。

清暑益气君洋参，麦斛知连甘竹寻，

荷梗还兼白扁豆，再加瓜翠暑邪清。

[方解] 素体阴虚，又感暑邪，而致津气两虚。西洋参、麦冬、石斛、知母益气生津，止渴除烦；西瓜翠衣、黄连、竹叶清心退热祛暑；荷梗、扁豆衣、甘草和胃。

适应证：阴分素亏，复感暑邪，身热，心烦，口渴，苔白质赤等症。

4. 祛暑解表法

香薷，藿香，厚朴，豆豉，山栀，金银花，扁豆，杏仁，鸡苏散（六一散加薄荷叶）。

祛暑解表用香薷，藿朴豆豉兼银花，

栀子扁豆杏鸡苏，暑温兼寒效甚夸。

[方解] 暑热先受，纳凉取快，寒伤于表，暑为表寒所遏，周身阳气不得伸越，腠理闭塞，故见发热、恶寒、无汗等症。香薷辛温发散以祛表寒；厚朴、藿香、扁豆花解暑化湿；杏仁宣肺止咳；山栀、豆豉、鸡苏散

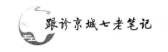

清胸膈之烦热，并可祛暑化湿。

适应证：暑温兼寒，亦名夏令伤寒，发热恶寒，头痛无汗，烦渴不欲饮，脉浮数等症。身痛者加秦艽；表解里热重加黄连；伏暑邪在卫分去杏仁。

代表方剂：

（1）新加香薷饮（《温病条辨》）：香薷，金银花，鲜扁豆花，厚朴，连翘。

（2）栀子豉汤（《伤寒论》）：山栀，豆豉。

（3）香薷饮（《太平惠民和剂局方》）：香薷，扁豆，厚朴。

5. 祛暑分利法

扁豆，荷叶，藿香，佩兰，六一散，通草，茯苓，车前子。

> 祛暑分利扁豆荷，藿香佩兰六一符，
> 通草茯苓车前子，暑湿泄泻舍此无。

［方解］暑热之邪内侵脾土而泄泻，故见面垢、有汗等暑热之特征。暑常夹湿，故以藿香、佩兰、六一散祛暑化湿；扁豆、荷叶健脾祛暑，升清止泻；车前子、茯苓、通草分利小便，以实大便。

适应证：暑病身热，面垢有汗，腹痛，下利黄水，舌苔黄，脉数等症。

代表方剂：清凉涤暑法（雷少逸方）：滑石，连翘，茯苓，生甘草，青蒿，白扁豆，通草，西瓜翠衣。

十三、解毒法

解毒法是运用甘苦或寒性的药物而达到清热解毒的一种方法。

临床运用：解毒化斑法用化斑汤；清热解毒法治疫痢、湿热痢，用白头翁汤；清温解毒法用普济消毒饮；清瘟败毒法用清瘟败毒饮。

1. 解毒化斑法

犀角，玄参，金银花，甘草，生石膏，知母，连翘。

解毒化斑犀玄参，银花甘草妙绝伦。

石膏知母与连翘，热逼营血发斑疹。

［方解］斑发于肌肉，乃阳明热盛。石膏、知母、连翘大清阳明气分之热；犀角、玄参、金银花、甘草清热凉血解毒。

适应证：诸温病，高热烦躁，斑疹布露，舌质红绛等症。斑色紫黑者，清热解毒，加大青叶、紫草；大便干燥，内热壅盛者，加大黄；斑色隐隐，外出不快者，加葛根、升麻；神志昏糊者，加紫草、神犀丹；暑湿，加赤芍、牡丹皮、大青叶；疫毒化火发斑，加黄芩、黄连、山栀。

代表方剂：

（1）化斑汤（《温病条辨》）：白虎汤加犀角、玄参。

（2）升麻玄参汤（吴又可方）：升麻，玄参，犀角，生地黄。

（3）犀角地黄汤（《备急千金要方》）：犀角，生地黄，白芍，牡丹皮。

（4）黄连解毒汤（《外台秘要》）：黄连，黄芩，黄柏，栀子。

（5）犀角玄参汤（吴又可方）：犀角，玄参，升麻，黄芩，射干，甘草（热重喉痛或烂）。

2. 清热解毒法

黄芩，黄连，金银花，甘草，茶叶，黄柏，秦皮，白头翁。

清热解毒黄芩连，银花甘草茶叶煎，

黄柏秦皮白头翁，赤痢发热效如仙。

［方解］湿热痢热邪较甚，故身热，口渴，便下灼肛。以白头翁、黄芩、黄连、黄柏清热燥湿，滋阴敛肠；金银花、马齿苋、甘草清热解毒；秦皮清肠热。本法治痢，热重于湿者效佳。

适应证：身热口渴，下痢纯赤，苔黄，质红等症，日下痢可达

129

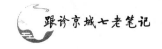

20～30次。

代表方剂：

（1）白头翁汤（《伤寒论》）：白头翁，黄连，黄柏，秦皮。

（2）加味白头翁汤（吴鞠通方）：上方加黄芩、芍药。

痢疾经验方：白头翁五钱，马齿苋一两，红糖三钱，黄连粉六分，每日吃三四次，效佳。

3. 清瘟解毒法（普济消毒饮原方）

黄芩，黄连，牛蒡子，玄参，甘草，桔梗，板蓝根，升麻，柴胡，马勃，连翘，陈皮，僵蚕，薄荷。

> 普济消毒芩连玄，甘翘薄勃加僵蚕，
>
> 鼠黏陈皮板蓝根，升柴桔梗治腮炎。

［方解］温邪化火，其候甚重，一般辛凉不能奏效，必用苦寒直折以解毒清热。方中黄连、黄芩泄上中焦之火热；牛蒡子、僵蚕、薄荷透泄风热；板蓝根、连翘、甘草清热解毒；马勃、玄参、桔梗滋阴降火以利咽喉。腑实者加大黄、芒硝荡阳明结热，可减少邪留之弊。表里得通，病即可愈。

适应证：清热解毒，疏风散邪，主治大头瘟、蛤蟆瘟。

董建华按：清瘟解毒法为久经实践、极为有效的方剂，但必须据证化裁应用。虚者加人参；便秘加大黄、芒硝；尚有卫分证，黄芩、黄连不宜早投；有表证去黄芩、黄连，加荆芥、金银花；恶风头痛，咳嗽痰多，去黄芩、黄连、玄参，加贝母、苏子；口渴，红肿坚硬不消，加皂角刺、穿山甲。外敷紫金锭或如意金黄散（蛤蟆瘟）、三黄二香散（大头瘟）。本法用黄芩五钱，黄连五钱，升麻七分，僵蚕七分，效果很好。李东垣谓："此邪热客于心肺之间，若上攻头面为肿，以承气泻之，是为诛伐无过。"

代表方剂：

（1）紫金锭或如意金黄散，外敷。

（2）外治方：三黄二香散。

川黄连一两，川黄柏一两，生大黄一两，明乳香五钱，净没药五钱。共研细末，用香油调敷肿处。温毒壅聚头面，非三黄苦寒不足以泻火消肿，二香作用是定痛（无痛去乳香、没药）。

（3）吴鞠通用水仙花根煎水洗之，但时间长了要起水泡（董老师曰）。

4. 清瘟败毒法

生地黄，连翘，黄芩，牡丹皮，生石膏，栀子，甘草，竹叶，犀角，玄参，黄连，知母，芍药，桔梗。

> 清瘟败毒地芩翘，丹石栀甘竹叶寻。
> 犀角玄连知芍桔，瘟邪泻毒亦滋阴。

［方解］热淫之疫侵入人体，火毒熏灼于内，热邪充斥内外，火性炎上，故头痛如劈，口干唇焦，非大剂清热不足以救其焚。石膏清胃热以制其焰；犀角、黄芩、黄连清心肺之热；牡丹皮、栀子、赤芍泄肝经之火；生地黄、知母滋阴生津；连翘、玄参清心火以滋肾水；桔梗、竹叶轻清凉解；甘草和胃。

适应证：温病邪在气营，高热烦躁，神昏谵语，发斑疹，出血等症。高热抽搐加羚羊角、龙胆草。余师愚曰："石膏最多用六两，轻者用二三两。"

代表方剂：

（1）白虎汤：去粳米。

（2）黄连解毒汤：去黄柏。

（3）犀角地黄汤：加连翘、玄参、桔梗、竹叶。

十四、益气法

益气法是运用补气药物达到扶助正气的一种方法。温病虽以伤阴为多，但气虚亦不少。本法适用于气虚之汗出淋漓，气短之喘喝。包括益气敛阴法和益气养阴法。

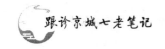

1. 益气敛阴法

麦冬，五味子，人参，天冬，白芍。

益气敛阴麦味参，天冬更与白芍增，

腠理不固汗淋漓，气阴欲脱服之生。

[方解] 腠理不固，汗出不止，汗为心液，汗愈多则阴气愈伤，阴阳离决即在顷刻。人参大补肺气；天冬、麦冬润肺清心；五味子、白芍酸甘敛阴养液，阴守则阳留，阴留则汗止。

适应证：暑温气阴两伤，大汗淋漓，喘喝欲脱等症。

代表方剂：

（1）生脉散（《内外伤辨惑论》）：人参，麦冬，五味子。

（2）三才汤（《温病条辨》）：人参，天冬，干地黄。

（3）人参饮（《奇效方》）：人参，麦冬，五味子，黄芪，炙甘草，白芍，当归身。

2. 补气养营法（吴又可人参养荣汤）

当归，白芍，生地黄，人参，麦冬，五味子，知母，陈皮，甘草。

补气养营归芍地，人参麦冬五味暨，

知母陈皮生甘草，气虚血亏津伤宜。

[方解] 瘟疫后期，邪退气阴未复，故汗多，舌肉干枯。人参、麦冬、五味子酸甘敛阴，益气生津；当归、芍药、甘草养阴补血；知母、生地黄滋阴清热；陈皮运气疏中，以防清滋诸药碍胃滞气。

适应证：瘟疫、春温、湿温后期，汗出不止，舌肉干枯，舌质淡红等症。

3. 益气养阴法

西洋参，天冬，生地黄，石斛，荷叶，芦根，生谷芽，扁豆。

益气养阴西洋参，冬地石斛荷芦根，

谷芽扁豆和胃气，能益气阴涤暑困。

[方解] 暑温新愈，气阴两虚，余邪未尽，故见精神萎靡，舌红少津。西洋参、天冬、生地黄、石斛益气生津；荷叶、芦根、扁豆花、生谷芽清涤余暑而醒脾胃。

适应证：暑温病后，精神萎弱，食少口干，舌红少津，脉弱无力等症。

代表方剂：

（1）益胃汤（吴鞠通方）：沙参，麦冬，生地黄，炒玉竹，冰糖少许。

（2）清络饮（吴鞠通方）：鲜荷叶，鲜金银花，西瓜翠衣，鲜竹叶心，丝瓜皮，鲜扁豆花。

（3）加味三才饮（《临证指南医案》）：人参，天冬，生地黄，麦冬，五味子。

十五、回阳法

回阳法是运用辛热温阳药物恢复真阳的一种方法。如汗下太过，虚其阳气，皆须用温药扶阳。

临床经验，温病后期，既要回阳又要敛阴，用人参、附子配龙骨、牡蛎较佳。

1. 回阳摄血法

干姜，附子，人参，白术，仙鹤草，阿胶，地黄炭，归身炭，灶心黄土。

133

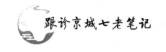

回阳摄血姜附参，白术黄土鹤草援，

阿胶地黄归身炭，阴阳离决出血安。

［方解］面色苍白，汗出肢冷，由于出血过多，出现阴阳两虚即将离决的危候。人参益气摄血；阿胶、仙鹤草、地黄炭、归身炭补血养阴止血；附子、炮姜回阳止血；灶心土、白术健脾涩血。

适应证：湿温后期，肠出血，面赤身热，舌绛脉数之症。

2. 温中回阳法

附子，人参，炮姜，吴茱萸，姜汁，白术，甘草。

温中回阳附子参，炮姜吴萸姜汁浸，

白术甘草补脾土，霍乱亡阳救之宁。

［方解］因剧烈吐泻，人体中水分过度消耗，故手指、眼眶陷下。四肢厥逆，乃阳气不能通达四肢。冷汗淋漓，脉微欲绝，将有亡阳之虞。附子、炮姜迅速横扫浊阴以回阳救逆；人参、甘草益气固脱；吴茱萸逐下焦之阴寒；姜汁去浊阴而通胃阳。若真寒假热，加葱白通阳复脉，再加猪胆汁以反佐。

适应证：霍乱亡阳，四肢厥逆，脉微欲绝，以及真寒假热等症。

代表方剂：

（1）附子理中汤（《太平惠民和剂局方》）：附子，人参，白术，甘草，炮姜。

（2）白通加猪胆汁汤（《伤寒论》）：葱白，干姜，附子，猪胆汁，人尿。

（3）挽正回阳法（雷少逸方）：西洋参，白茯苓，白术，甘草，附子，肉桂，姜炭，吴茱萸。

3. 温中健脾法

甘草，白术，炮姜，人参，砂仁，半夏，木瓜，蚕沙。

温中健脾阳不振，甘草白术炮姜参。

砂仁半夏止呕吐，转筋木瓜蚕沙增。

［方解］脾为阳土，宜温宜健，寒中于脾，脾阳不振。中气不支，清浊升降失常，故腹痛吐泻。党参、甘草补中益气；白术健脾止泻；砂仁、半夏和中止呕；炮姜、肉桂温中散寒，缓腹痛。

适应证：霍乱或泄泻，身冷汗出，腹痛，苔白，脉沉欲绝等症。转筋者加蚕沙、木瓜（王孟英）；夹湿者加藿香、佩兰。此方中应该加肉桂。

代表方剂：

（1）理中汤（《伤寒论》）：人参，白术，炙甘草，干姜。

（2）香砂理中汤（俞根初方）：广木香，砂仁，人参，炮姜，生白术，甘草。

十六、其他

1. 行气和血法（洁古芍药汤原方）

白芍，当归，木香，肉桂，黄芩，黄连，大黄，槟榔，甘草。

芍药芩连与锦纹，桂甘槟木及归身。

别名导气除甘桂，枳壳加之效若神。

［方解］湿热较轻，亦无表证，下痢赤白，后重努责不爽，属气血凝滞。当归、白芍调和营血；木香、肉桂行气止痛；大黄、槟榔荡涤邪滞（无积不成痢）；黄芩、黄连清热燥湿治痢。刘河间谓："行血则便脓自愈，气调则后重自除。"本法适用于气血凝滞之证，无有不效。要点是外无表

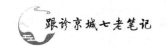

证，内无火热之口渴灼肛、脉来涩者，以此为据。

适应证：痢疾腹痛后重，赤白相杂，次数频数。本法加减经验：湿重加厚朴、陈皮、藿香、煨生姜；热甚加银花炭、炒赤芍；夹食者加焦楂炭；有寒热者加炒荆芥、炒防风；腹胀可再加枳实导滞丸。

2. 和胃降逆法

柿蒂，广陈皮，刀豆籽，竹茹，鲜姜汁，半夏，黄芩。

和胃降逆柿蒂陈，刀豆竹茹姜汁增。

胃气上逆呃哕用，呕吐除柿加半芩。

［方解］湿热停留于胃，胃气不降，上逆致为呃哕。柿蒂、陈皮、竹茹、半夏降逆和胃燥湿；姜汁、黄芩清热燥湿；枳壳理气。湿热清，胃气降，则呃逆自止矣。

适应证：湿热内阻于胃而致呃逆之症。若哕上而胃内停水导致呕吐，去柿蒂加半夏、茯苓。哕有虚实之分，本证是湿热内阻于胃而上逆致哕，属于实证，与正虚致哕的证治不同。虚实均可加刀豆子一钱半，效果较好，呃逆较甚时用。

代表方剂：

（1）新制橘皮竹茹汤（吴鞠通）：橘皮，竹茹，柿蒂，姜汁。

（2）橘皮竹茹汤（《金匮要略》）：橘皮，竹茹，人参，甘草，大枣，生姜。

3. 醒脾和胃法

藿香，半夏，陈皮，砂壳，茯苓，生薏苡仁，炒麦芽，炒谷芽，荷叶。

醒脾和胃藿半陈，砂壳茯苓生薏仁。

谷麦荷叶开胃气，余湿留中可消遁。

[方解]湿温恢复期，邪势已退，胃气未复，知饥而食不香，故用陈皮、半夏、砂壳、荷叶醒脾和胃以开胃气；藿香芳香化湿；茯苓、薏苡仁健脾利湿；谷芽、麦芽养胃消食。

适应证：湿热余邪留于中土，影响脾胃消化。本法清利湿热余邪以醒胃气，使脾胃消化吸收机能趋于正常。

代表方剂：

（1）二陈汤（《太平惠民和剂局方》）：陈皮，半夏，茯苓，甘草。

（2）白术和中汤（俞根初经验方）：生白术，新会陈皮，焦六曲，佛手花，茯苓，春砂仁，五谷虫，陈仓米。

第三章

方药中注重"中医学点西医"

　　方药中（1921—1995），重庆市人。1940年从师于著名中医学家陈修园的后裔陈逊斋先生。1952年以中医学西医身份就读于北京医学院医疗系（现北京大学医学部，下同）。历任中国中医研究院西苑医院副院长、研究员，中国中医科学院研究生部主任，中医首批硕士和博士研究生导师。曾任卫生部药典委员会委员、国务院学位委员会第一、二届学科评议组成员。

　　先生从事教学、看病、科研50余年，注重"中医基础理论""气化学说""藏象学说"的研究。对中医理论体系的基本内涵及其产生的物质基础提出了独特的见解。先生临床经验丰富，尤擅长对肝病、肾病的治疗。

　　先生在北医学习5年后，深感中医有必要学点西医。他曾经讲过，西医学辨病论治是建立在近代自然科学的发展上，是以病因、病理、生理、解剖为基础，以化验、检查为依据，辨病较为深入、细致、具体，特异性很强，相应治疗的针对性也强。中医辨证论治的基础是建立在临床经验之上，几乎是完全以病人的临床表现为依据，辨证的整体观念强。在治疗上是因人、因地、因时的不同，而采取不同的方法治疗。所以中医、西医应该相互取长补短，相互结合，共同提高。

　　笔者于1966年1～6月在中国中医科学院西苑医院内科毕业实习，跟诊方药中老师，老师时任副院长兼内科主任。我记录了老师讲课和临床经验。供参考。

一、由受凉引起的发热

（1）初期发热兼见恶寒，无汗，鼻塞，干呕，脉浮紧，舌润苔薄白，可依证选用桂枝汤、麻黄汤或荆防败毒散等方。

（2）初期发热兼见咽痛，汗出，口渴，脉浮数，舌苔薄黄，可选用桑菊饮或银翘散等方。

（3）后期发热兼见咽干，口燥，干咳，心烦，脉细数，舌红苔黄，津液少等症状，可选用竹叶石膏汤或清燥救肺汤等方。

二、由慢性疾病引起的发热

（1）发热同时出现全身无力，食欲减退，自汗，畏寒，便溏，可用补中益气汤。

（2）发热同时出现腰痛，畏寒，尿多，可用桂附地黄汤。

（3）发热同时出现畏寒，多汗，尿少，四肢拘急，不能屈伸，可用桂枝加附子汤。

（4）高热烦渴，欲饮冷水，但以含漱为快，不能下咽，入咽则干呕恶心，大便反溏，脉虚数无力，舌红苔黄而不干燥，可用参附汤。

（5）发热同时出现全身关节窜痛，反复发作，冬季或天气阴晦时加重的可用独活寄生汤。若同时出现心烦、口渴，可用大秦艽汤。

（6）发热同时出现咳嗽，咳血，盗汗，遗精，便结，两颧潮红，可用百合固金汤或青蒿鳖甲汤。

（7）发热同时出现咳嗽，胸痛，吐脓痰，可用《千金》苇茎汤。

（8）发热同时出现腰痛，遗精，盗汗或尿血，可用归芍地黄汤加龟甲或大补阴丸。

（9）发热同时出现自汗，烦渴，大便秘结，全身无力，可用当归补血汤。

（10）发热同时出现胁肋疼痛，恶心，食欲减退，厌食油腻，小便黄赤，可用柴苓四物汤加金钱草或养胃和肝汤。

（11）发热同时出现胁下痞块，鼻衄，牙龈出血，皮肤红点，大腹青筋，舌质紫暗或有瘀斑，可用血府逐瘀汤或膈下逐瘀汤或鳖甲煎丸。

三、由慢性病所引起的腹胀

（1）腹胀缓起，同时出现纳减身乏，恶心干呕，便溏溲清，自汗畏冷，可用补中益气汤合神香散，或用香砂六君子汤。重者可用附子理中汤或丁蔻桂附理中汤，小便少可以合用五皮饮或真武汤。

（2）单腹胀大，四肢瘦削，腹壁青筋暴露，小便短赤，可用血府逐瘀汤合五皮饮，重用牛膝，或用桃红四物汤加牛膝、白茅根、车前子。

四、胸腹痛

（1）由伤食引起的腹痛，一般情况下均可用保和丸，或楂曲平胃散。腹痛剧烈可同时合用调胃承气汤或枳实导滞丸。

（2）由精神情志因素而引起的胸腹痛，一般情况下均可用柴胡疏肝散合丹参饮。胸腹胀满较重可同时合用平胃散或七气汤，或加味乌沉汤。

（3）由月经或生育等原因引起的腹痛或胁肋痛，一般均可用当归芍药散合金铃子散。经前痛，经后缓解，可在上方中加丹参、桃仁、红花、泽兰。

（4）急性胸痛，同时出现发热恶寒，咳嗽气喘，可用麻杏石甘汤合小陷胸汤。

（5）急性胸胁痛，咳嗽或呼吸时疼痛加重，可用枳实栝楼薤白散，或合用葶苈大枣泻肺汤。

（6）急性胁痛，恶心，呕吐，食欲减退，厌食油腻，可用丹栀逍遥散合丹参饮，或四逆散合楂曲平胃散。

（7）急性腹痛，一般情况下均可用当归芍药散合金铃子散。疼痛剧烈，固定不移，大便干结，或发热恶寒，可用大黄牡丹汤加败酱草。

（8）慢性胸痛，咳嗽，唾脓血，可用《千金》苇茎汤合百合地黄汤。

（9）慢性胃脘痛，时作时止，大便干燥，口干渴，形体消瘦，可用养胃和肝汤或一贯煎。

大便稀溏，口不干渴，可用香砂六君子汤加柴胡、郁金，或用丁砂六君子汤。

疼痛牵及脐腹部或少腹部，可用归芪建中汤合丹参饮。

（10）慢性少腹部痛，一般也可以用当归芍药散合金铃子散。如服药不效，可用当归建中汤或附子归芪建中汤。

腹痛合并久痢下重，便脓血，可用补中益气汤合桃花汤。

（11）慢性腹痛，胁下可以摸到痞块，可选用血府逐瘀汤，或膈下逐瘀汤，或少腹逐瘀汤，或同时合用鳖甲煎丸。

五、风湿痹证

（1）调和营卫法：桂枝汤加秦艽、威灵仙。
（2）养血祛风法：四物汤加荆芥、防风、秦艽、天麻。
（3）温化法：桂枝汤合术附汤或大乌头汤。
（4）发热重者：清热祛风养血，用大秦艽汤。

六、血虚肝火旺头痛、头晕、抽风（血压高，冠心病）

用《千金》麻菊散，可养血平肝和胃：天麻、钩藤、菊花、生地黄、白芍、当归、川芎、生龙骨，生牡蛎、白僵蚕、薄荷。

本方合保和丸，即麻菊保和汤；合温胆汤，即麻菊温胆汤；合六君子汤，即麻菊六君子汤，可加桑寄生。本方加何首乌养血通便，可以降胆固醇。若头痛本方加白芷、蔓荆子。

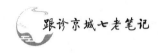

七、支气管扩张

咯血，咳嗽，胸痛，证属肺痈湿热内蕴，拟养阴清肺，止血镇咳。方用加味《千金》苇茎汤：芦根一两，桃仁三钱，冬瓜子一两，薏苡仁五钱，百合五钱，生地黄五钱，白茅根一两，藕节一两，杏仁三钱，甘草二钱，或加川贝母二钱；若证情严重，可用犀角地黄汤加藕节茅根汤：广犀角一钱，生地黄一两，白芍四钱，牡丹皮三钱，藕节一两，白茅根一两，黄连二钱，石决明八钱，代赭石五钱。

病例1：张某，女，61岁。

服加味《千金》苇茎汤两剂后咯血即止。患者往年经常住西医医院，都止不住咯血。此方前后共治几十例，均佳。

病例2：黄某，男，51岁。

30年来经常咳血，胸疼，胸闷，胸胁隐痛，手足心热，诊断：支气管扩张。予《千金》苇茎汤加百合、生地黄、茅根、藕节、杏仁、甘草，获良效。

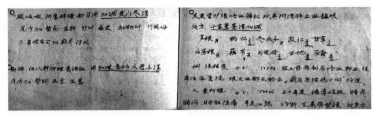

图3-1　1966年方药中医案

八、阴虚肺燥之咳嗽

一般咳嗽属阴虚肺燥者，都可用加减麦门冬汤，即原方加紫菀、百部、竹叶、桑白皮、枇杷叶、川贝母。鼻塞者可加荆芥、防风。

九、肺热夹痰的咳喘

用定喘固金汤佳（北京方），即麻杏石甘汤加细辛、五味子、陈皮、生姜，或麻杏石甘汤加细辛、半夏、五味子、生姜、陈皮；若证属阴虚肺燥夹痰者，拟养阴清肺、祛痰止咳，用竹叶石膏汤合定喘固金汤。

十、感冒后余热未清

感冒汗出表解，但余热未清者，一般用竹叶石膏汤加味。

十一、感冒不愈

经久不愈，低热、神疲、纳差、脉细数者，治以补中益气汤或当归补血汤。

十二、退热经验方

我的老师陈逊斋先生，传给我一个经验方：治外感热不退，有少阳证，咽肿咽痛，舌质不红，舌苔不黄燥，就可以用小柴胡汤加减方，临床效果很好。

江某，男，高级党校主任。

高热39℃不退，咽痛，用多种抗生素及苦寒药不解。予小柴胡汤加减：

柴胡三钱	黄芩三钱	半夏二钱	生姜三钱
甘草二钱	天花粉八钱	桂枝三钱	葛根五钱。

两剂。

每隔4小时服药1次，药后体温一直下降至36℃，不复热。继服竹叶石膏汤合上方，去桂枝、生姜。

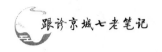

另：慢性咽炎用桂枝有良效，可用补中益气汤合桂枝汤。

十三、加味香砂六君子汤

健胃助脾要佐以疏肝理气活血药，方用香砂六君子汤加柴胡、郁金、生姜；若脘腹胀满，用理气药不见减轻时，改用调理之剂，如香砂六君子汤加味，常取效。

十四、丁蔻桂附理中汤

温胃理气，治呕吐、泄泻及水肿等有效。

十五、慢性胆道感染治疗两法

（1）肝脾气血两虚，治以养血益气，佐以解热，方用柴芩四物汤加黄芪、郁金。

（2）脾肾气血两虚，合并气滞血瘀，治以温肾助脾，气血两补，佐以理气活血，方用归芪建中汤合丹参饮加附子、肉桂（或用肉桂或不用）。

十六、痛经治法

（1）温经止痛，调和营卫，方用附子当归建中汤：熟附片三钱，当归五钱，桂枝三钱，赤、白芍各四钱，生姜三钱，大枣四枚，甘草四钱，黄柏二钱，苍术四钱，怀牛膝四钱，效佳。不效者加巴戟天、胡芦巴。白带多者合三妙丸《医学正传》：黄柏四两，苍术六两，牛膝二两，糊为丸。

（2）调和肝脾、行瘀止痛，方用当归芍药散和金铃子散。

十七、"静脉炎"或"血栓闭塞性脉管炎"治法

证属气滞血瘀、营卫不和，拟理气活血、调和营卫，佐以清热。方用丹参银翘饮加桂枝、乳香、没药、甘草。处方：丹参一两，金银花五钱，连翘五钱，当归五钱，川芎二钱，甘草五钱，赤、白芍各四钱，干地黄八钱，桂枝三钱，乳香二钱，没药二钱。

十八、清肝和胃汤（即肝炎汤）

主治：肝炎患者，化验 GPT 升高者：白茅根一两半，夏枯草五钱，丹参五钱，砂仁二钱或砂壳三钱，郁金三钱，莱菔子四钱，金铃子三钱。

本方固定使用。若纳差，腹胀，消化力差者，加用加味保和丸；有热象者，加用越鞠丸或越鞠保和丸；若体质较差，两胁痛者，加用九转黄精丹（黄精、当归）。

十九、肝硬化腹水科研方：苍牛防己汤

苍术一两半，怀牛膝一两半，汉防己一两半。

（1）阴虚有热较为明显，加白茅根一两半，侧柏叶一两。

（2）瘀血现象较为明显，加当归四钱，白芍四钱，或桃仁三钱，红花三钱。

据门诊近 10 例病人的观察，都有不同程度的效果。有的服 10～20 剂后，腹围显著减小，并无不良反应。有的病人已用过多种利尿剂，也有效。嘱病人绝对忌盐及含碱的食品（如馒头等）。待水消大半后可辨证选用调理扶正：①补中益气汤合五皮饮。②苍牛防己汤合当归补血汤加党参。③香砂六君子汤或参苓白术散。④香砂六君子汤合当归补血汤。

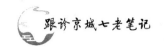

二十、肝硬化腹水合并大出血，病房屡用有效

证属：脾不统血，胃气败绝（不见阴虚阳亢）。

立法：温脾统血。

处方：轻剂：归脾汤（少用），重剂：附子理中汤（多用）。

东北人参一两　　炒干姜三钱　　炒白术三钱　　炙甘草二钱

粳米五钱　　　　伏龙肝二两　　熟附片八钱（先煎一小时）

煎汤代水，浓煎 200mL，急煎 1 剂。

讨论记录：肝硬化腹水、食道静脉曲张可用，目前胃扩张和出血是主要问题，胃扩张可以促使黏膜出血，可用附子理中汤加伏龙肝，再加粳米和胃养阴，可同时灸命门、肾俞、脾俞，针刺足三里有效。

二十一、肝硬化腹水处方举例

（1）胃苓汤法

苍术三钱　　　　白术五钱　　　　厚朴三钱　　　　陈皮三钱

甘草二钱　　　　猪苓八钱　　　　茯苓一两　　　　泽泻五钱

车前子五钱　　　大腹皮八钱

（2）肝硬化腹水，胆红素定量逐渐增高：桃红四物法。

生地黄八钱　　　当归三钱　　　　赤芍四钱　　　　桃仁三钱

红花二钱　　　　黑山栀三钱　　　绵茵陈六钱　　　白茅根二两

汉防己八钱　　　滑石八钱　　　　车前草八钱　　　茜草根一钱半

又方桃红四物法。

当归三钱　　　　生地黄八钱　　　白芍三钱　　　　川芎一钱

桃仁三钱　　　　红花二钱　　　　水红花子五钱　　滑石一两

赤芍五钱　　　　郁李仁四钱

二十二、糖尿病验方

（1）病初起较急者用：干地黄三两，黄连三钱。水煎服。

（2）病久气阴两虚用：

干地黄二两	黄连二钱	党参五钱	黄芪八钱
苍术五钱	天花粉八钱	生龙骨五钱	生牡蛎五钱

二十三、证属肺脾气虚夹痰

咳喘憋气，习惯性便秘，拟助脾祛痰平喘，处方：尤氏加味六君子汤加味。

野党参四钱	苍术四钱	茯苓四钱	甘草二钱
陈皮三钱	法半夏四钱	干姜二钱	细辛一钱
五味子二钱	何首乌八钱	黄芪八钱	当归四钱

二十四、阳痿阴阳两虚，偏于阴虚者（中壮年为多）

证属肾虚肝旺，宗筋废弛，治以养阴平肝，佐以清热。

处方：

（1）知柏八味丸加韭菜籽、菟丝子、制何首乌、生黄芪各一两。

（2）每日点会阴穴 10 分钟。

（3）临睡前冷水冲洗外阴 3 分钟。

（4）若尿混浊者，以萆薢分清饮加上述方中的后四味。

二十五、养胃和肝汤

干地黄五钱	南沙参五钱	枸杞子三钱	川楝子三钱
当归四钱	白芍三钱	黄精八钱	姜黄三钱

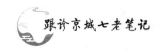

柴胡三钱 　　　郁金三钱 　　　　山药五钱 　　　砂仁二钱

莱菔子四钱 　　焦楂曲各四钱

功效：滋肝养血助脾，行气和胃。

主治：①以往用来治肝炎，效果不理想。②用来治胃及十二指肠溃疡病（确诊者）而有阴虚证象者，效佳。

二十六、验方几则

（1）《千金》愈风汤：黄芪一两至二两，防风三钱至五钱。治肠风便血及瘙痒症好用，常合四物汤用。

（2）加味良附散：高良姜三钱，制香附三钱，乌贼骨八钱。用于溃疡病烧心泛酸者。

（3）神香散（张景岳方）：丁香，砂仁各等份。行气健胃常配于适方中。

（4）肾炎验方：生黄芪，侧柏叶。

（5）加味黄精汤：黄精一两，当归四钱，制首乌八钱，陈皮三钱，枳壳二钱，甘草二钱。强壮补血，治身体衰弱，面黄肌瘦，饮食减少。

二十七、当归饮子（《证治准绳》）

加红花，养血祛风，主治荨麻疹，效果明显。

当归三钱 　　　川芎三钱 　　　生地黄六钱 　　　生白芍四钱

黄芪六钱 　　　炒蒺藜二钱 　　制何首乌五钱 　　荆芥三钱

防风三钱 　　　甘草二钱 　　　红花三钱

水煎，食远服。

二十八、通幽汤（《脾胃论》）加火麻仁治习惯性便秘

桃仁三钱 　　　红花四钱 　　　生地黄五钱 　　　熟地黄五钱

当归三钱　　　　炙甘草二钱　　　升麻二钱　　　　火麻仁六钱

炒槟榔一钱

功效：润肠通便。

主治：本方通便而不泻水，不会将肠壁的水分排出。适用于大便干结如球，或如羊屎。如习惯性、产后、手术后、痔疮、肛门周围脓肿、黑肠病等病的便秘。身体壮实者，可加枳实、莪术、大黄（同煮，不后下）。

本病无大承气汤痞、满、燥、实的急下证。习惯性的大便干结，3～5天一次，排便困难，若服用番泻叶，则肠鸣腹痛，粪便与水齐下，肠壁的水分已排出，可致下一次的大便更加干结不通。通幽汤则无此弊端。

二十九、足跟痛经验方

威灵仙三两　　　桂枝五钱　　　　红花五钱　　　　荜茇三钱

高良姜五钱　　　伸筋草一两　　　当归五钱　　　　川芎五钱

细辛三钱　　　　珍珠透骨草五钱　千年健五钱　　　荆芥五钱

五加皮五钱　　　鲜生姜二两

用法：上药用铁盆加水 2kg，浸泡 20 分钟，上火煮 15 分钟，温度适中时泡脚 20 分钟，凉时可再加温，每日 2 次，1 剂可泡脚 2～3 天。

主治：足跟骨增生或骨刺形成。

临床表现：走路的开始几步感到足跟疼痛，再多走几步就不痛了；走路时，足下有小石子垫了一下，感到疼痛；走路时感到足跟疼痛，鞋里放上软的鞋垫，疼痛就减轻了许多。

三十、方药中医案

1. 赵某，女，29 岁。

1966 年 4 月 8 日：月经将至，少腹隐痛，腰酸胀，两膝盖以下疼痛，纳差，二便调，口干，眠少，脉弦细，舌淡苔薄白。

拟养血助脾，佐以理气活血。

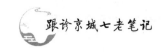

处方：当归芍药散合金铃子散加味。

当归四钱	川芎二钱	茯苓五钱	赤、白芍各五钱
苍术三钱	泽泻三钱	金铃子三钱	制香附三钱
桂枝二钱			

三剂。

2. 郝某，男，49岁。

1966年4月8日：最近咳喘发作，喉痒，咳嗽痰多，胸闷腹胀，气喘痰鸣，纳尚可，大便不干，脉沉细，舌微红，苔薄白。

证属：阴虚肺燥夹痰。

拟养阴清肺，祛痰止咳。

处方：竹叶石膏汤合定喘固金汤。

竹叶三钱	生石膏八钱	南沙参五钱	麦冬三钱
麻黄二钱	杏仁三钱	甘草二钱	法半夏三钱
五味子一钱	干姜一钱	细辛一钱	川贝母二钱
陈皮二钱			

三剂。

4月19日：服上药后诸症明显减轻，精神体力大有好转，已不憋气，仍时有喘及痰鸣，仍以上方加白果、天冬。

竹叶三钱	生石膏八钱	南沙参五钱	麦冬三钱
麻黄二钱	杏仁三钱	甘草二钱	法半夏三钱
五味子一钱	干姜一钱	细辛一钱	川贝母二钱
陈皮二钱	白果五钱	天冬三钱	

六剂。

3. 刘某，女，38岁。

1966年4月1日：浮肿反复发作9年。近六七日来头晕胀痛，头皮浮肿，恶心，呕吐清水，心慌气短，身重，无汗出，恶风，口不干，纳谷不香，小便少，腹不胀。曾于1960年在天坛医院诊断为慢性肾盂肾炎，最近复查正常。脉沉细，舌淡苔薄白。

证属：脾肾两虚，拟温补脾肾。

处方：桂附地黄丸加味。

上肉桂二钱	干地黄八钱	山药五钱	茯苓八钱
泽泻四钱	白术五钱	车前子五钱	怀牛膝四钱
生黄芪一两	熟附片五钱（先煎一小时）		

六剂。

4月18日：药后各症显著减轻，目前月经适来，既往行经前后诸症加重，此次自感十分轻快，浮肿消失，小便增多，目前仅有轻度头晕，脉沉细，舌淡苔薄白。拟方仍宗前旨，前方再服六剂。

4. 李某，男，48岁。

1965年11月25日：腹胀，尿少，下肢肿1个月，渐有腹水。口服HCT（氢氯噻嗪）多次，尿量未增加。腹胀怕冷，尿少黄，腿肿。发生腹水已半年，大便软，每日1次。近几天感冒，稍有咳嗽，腰酸，腹围90cm，腹水（++），肝脾触诊不满意，大腿内侧及下肢有明显凹陷性浮肿，脉虚大。此为肾气偏衰，拟温阳化水，予济生肾气法：

山茱萸三钱	生山药五钱	牡丹皮三钱	茯苓皮一两
生黄芪一两	泽泻四钱	制附子三钱	牛膝一钱
汉防己五钱	生、熟地黄各四钱		车前子一两（包）

肉桂末二分（冲服）

六剂。

1966年3月23日：药后腹胀减轻，小便量增多，患者自感情况好转，腹围为89cm。拟助脾清肝，和胃理气活血。

处方：苍术防己汤。

苍术一两半，怀牛膝一两半，汉防己一两半

六剂。

3月30日：服药后，小便量继续增多，腹胀减轻，身乏无力，大便仍干，脉弦滑，舌微赤，苔薄白，腹围83.5cm。

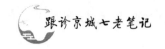

拟方仍宗前旨，佐以补气养血。

处方：苍牛防己汤合当归补血汤。

苍术一两半　　　怀牛膝一两半　　　汉防己一两半　　黄芪一两半
当归五钱

七剂。

5.周某，女，22岁，清华大学学生。

1966年3月1日，5年来关节经常疼痛，3年来右胁疼痛，纳差。现症：关节疼，红斑，肝区疼，纳减，呃逆，身乏力，大便调，小便多，眠差，两腿有陈旧性红斑，心肺（－），肝肋下1.5cm，脾（－）。

诊断：风湿性关节炎，肝炎恢复期，证属血虚肝旺、脾胃不和、夹风夹湿。

立法：养血和肝，助脾和胃，佐以疏风祛湿。

处方：归芍地黄汤加味。

当归四钱　　　赤芍三钱　　　干地黄八钱　　木瓜三钱
山药四钱　　　丹参三钱　　　茯苓四钱　　　苍术三钱
泽泻三钱　　　秦艽三钱　　　陈皮三钱　　　焦楂曲各四钱
六剂。

3月8日：药后关节疼如故，肝区疼减轻，红斑消退，前方加附子。

当归四钱　　　赤芍三钱　　　干地黄八钱　　木瓜三钱
山药四钱　　　丹参三钱　　　茯苓四钱　　　苍术三钱
泽泻三钱　　　秦艽三钱　　　陈皮三钱　　　焦楂曲各四钱
附子五钱（先煎1小时）
六剂。

3月17日：关节疼大减，红斑已消，予3月8日方六剂。

3月30日：各症基本消退，再予3月8日方六剂，隔日一剂，巩固之。

6.张阿文,女,33岁。

1966年2月25日:反复浮肿5年,诊断为慢性肾炎,浮肿,尿少,便溏。证属脾虚气滞,治以温脾行水,处方:附子理中汤合五皮饮。

野党参五钱	炒白术五钱	干姜三钱	甘草二钱
桑白皮五钱	大腹皮五钱	陈皮三钱	茯苓皮八钱
黄芪一两	熟附子五钱(先煎一小时)		车前子五钱(包)

五剂。

3月1日:药后小便增多,前方加黄芪一两,五剂。

3月9日:小便明显增多,浮肿显消。仍予前法附皮汤加黄芪为治,五剂。

3月14日:药后浮肿继续减退,近日月经来潮,腰痛,身乏无力,大便已成形,小便一般,脉沉细,舌淡苔薄白,拟温中养血。处方:附子黄芪建中汤加茯苓。

黄芪一两	桂枝三钱	杭白芍六钱	炙甘草三钱
生姜三钱	大枣六枚	茯苓六钱	

附子五钱(先煎一小时)

五剂。

3月21日:浮肿基本消失,小便多,大便调,纳可,但近几天头痛,前方加川芎二钱,白芷二钱,五剂。

7.李岩,女,34岁,外科医生。

1966年2月15日:1962年患风湿性关节炎,1965年患胆道感染。近日双膝关节疼,低热,汗出,予大秦艽汤原方三剂,有效。

3月9日:近日又感觉双膝关节疼痛,舌质淡,脉细无力,证属脾肾阴阳两虚,风湿交搏。拟温补脾肾,佐以疏风止痛养血。

处方:金匮肾气汤加味。

上肉桂二钱	熟地黄八钱	木瓜三钱	山药五钱
丹参三钱	茯苓四钱	泽泻四钱	怀牛膝四钱

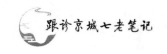

车前子四钱　　　黄芪八钱　　　　当归四钱

熟附片五钱（先煎一小时）

六剂。

3月15日：药后大小便转调，仍低热，全身关节疼，纳差，改予温肾助脾，佐以理气活血为治，处方：归芪建中汤合丹参饮加附子、肉桂（桂枝改用肉桂）。

肉桂二钱　　　　生黄芪八钱　　　当归三钱　　　　炒白芍五钱

炙甘草二钱　　　干姜二钱　　　　丹参五钱　　　　砂仁一钱

大枣五枚　　　　附片五钱（先煎一小时）

六剂。

3月21日：药后浮肿显消。全身关节疼减，仍有轻微低热，由37.5℃降至37.1℃，予金匮肾气丸调理。

第四章
中央高级领导干部保健医生王文鼎善用经方

王文鼎（1894—1979），四川江津人，中共党员，著名中医专家，临床家。先生 1926 年参加革命，1936 年加入中国共产党，1956 年调中国中医研究院工作，曾任学术秘书处副处长，西苑医院副院长，卫生部医学科学委员会委员等职。先生是著名的临床大家，行医 60 余年，德高望重。对经方领悟颇深，常有独到见解，治疗疑难大症，疗效神奇，故长期担任中央领导的保健医生。

1962 年先生写了一份关于发展中医事业的意见书。其后，周恩来在颐和园接见了王文鼎和蒲辅周两位中医老专家，表示对他们工作的支持。先生聆听过毛主席对中医工作的指示。1979 年，先生病逝，北京八宝山革命公墓举行追悼会，党和国家领导人邓小平、李先念、聂荣臻、陈慕华、宋任穷、康克清等送上了花圈。

笔者于 1966 年 1～6 月在中国中医研究院西苑医院内科毕业实习时，记录了王老的会诊医案及医话，以资借鉴。

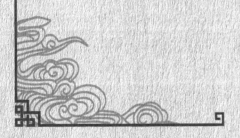

一、医论

1. 辨证 16 字诀

治疗之要，贵在调整。自力更生，更为要紧。因人、因地、因时采用多种多样的方法，即同病异治，异病同治。

2. 辨证有三：辨人、辨病、辨证

中医主要是辨人和辨证，辨病是次要的，因为中医没有化验、透视、穿刺等。中医只能观察到有病，病到底是怎么回事，是无法知道的，但我们通过辨证就可以治好病。

3. 激素

我不主张用激素，激素的后果最坏，能助纣为虐，挑灯助燃，把仅有的那点油给耗干了，最后无法收拾。儿科的四个会诊病人都是如此，达不到不让娃娃哭和家属满意的效果。

4. 研究中医的办法

（1）中医诊断、中医一套治疗（卫生所一级）。
（2）西医诊断、中西医两套治疗（县医院一级）。
（3）两套诊断、中西医两套治疗（医学院一级）。
（4）两套诊断、中医一套治疗（中医研究机关）。

5. 王老讲小青龙汤（会诊记录稿）

王老讲：小青龙汤治痰饮病中的寒饮。此饮由外感风寒袭肺所致，症见恶风咳喘，入夜尤甚，甚者不能平卧，喉中痰鸣，多泡沫稀痰，痰中带水饮，舌质淡，苔薄白。若用此方，必须注意方中药物的配伍。

方中麻黄的运用亦有分寸，初病表实无汗用麻黄；中期用麻黄绒；后期喘轻，有汗用麻黄根，剂量可加大至一两。喘之初期，桂枝与白芍宜等

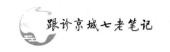

量，取桂枝汤意；若病久体虚，须白芍倍于桂枝，仿小建中汤之意；若寒重，应将干姜换用炮姜。方中炮姜、细辛、五味子三味药，一般要等量用之。一般情况下，我用小青龙汤的处方是：

| 麻黄三钱 | 桂枝三钱 | 白芍六钱 | 半夏四钱 |
| 炮姜二钱 | 五味子二钱 | 细辛二钱 | 炙甘草二钱 |

水煎服。

若里实，大便困难，可加大黄二钱同煮，名曰小青龙加大黄汤；若喘而烦躁，口舌干燥，遵《金匮要略》加生石膏一至二两同煎，名曰小青龙加石膏汤。

6. 王老讲补中益气汤临床经验（讲课记录整理稿）

东垣著《脾胃论》，旨在阐发"饮食劳倦，内伤脾胃，百病由生"的学术思想，并创补中益气汤。"中"指中焦脾胃，"气"指脾气、胃气，即脾胃的正常消化吸收功能。脾胃为后天之本，营卫气血之来源。后天有伤，百病生焉，故本方对后世影响很大，应用范围亦很广泛。

后世论本方为"甘温除大热"的代表方剂。《医方集解》谓："热者，即阳虚发热。"《医宗金鉴》谓："脾阴不足即发热。"柯韵伯谓："气少阴虚而生内热。"均欠妥，东垣可没有肯定是什么阳虚、阴虚，而通称为"劳倦伤脾，脾气虚也"。

现在的医生用名方，嗜好于加减使用，不研究名方的精义所在，是一种偷懒的陋习。本方不可减味使用，随意减味，就失去了上千年传承下来的有效名方之奥妙所在，那就不能称其为"东垣补中益气汤"了，但可以根据证情加味使用。

本方功用为补益脾胃之气，用于脾虚胃弱、营卫气血不足之虚证。我用人参或潞党参，不用太子参或沙参。黄芪应该是人参的三倍，用一两为宜，不要过大。当归用三钱，最好用当归身，养血作用好。炒白术用四至五钱，可燥脾胃虚弱之湿邪。陈皮、炙甘草各二钱，可健胃行气，为佐药。升麻、柴胡各用一钱，为引药。我用本方常加养胃之品，生姜三钱、大枣四枚。

本方含有东垣当归补血汤和《医学入门》保元汤的药味，具有仲景《伤寒论》的组方规律，上千年不衰，故亦可称补中益气汤为经方。若本方加茯苓，即含有四君子汤和五味异功散；若本方加防风，即含有玉屏风散。如此，即可得知补中益气汤在调补后天之本方剂中的地位，不可小觑。后世医家多谓："本方可升举下陷之气。"是指强健脾胃之气。据实验研究，本方有兴奋胃、肠、子宫平滑肌张力的作用，对胃下垂、胃扩张、胃无力、脱肛、子宫下垂及其他内脏下垂等病，有很好的治疗作用。

根据本方有"补中益气"之要旨，可以扩大应用范围，如气血不足，偏于气虚的胃脘及腹部疼痛、腹胀、久患泄泻、虚性的久痢，还治头昏头痛、虚人受寒感冒、贫血、月经色淡量少的经期过长、白带量多而清稀、老年人的气虚小便频数，老年人的视物不明、视一为二，排便无力之便秘，手术后脾虚食少等。常加用的药味可依证选用山茱萸、炒山药、炒枳壳、炒荆芥、芡实、砂仁、茯苓、桑叶、菊花等。

二、医案

1. 外感风寒

王老治一病，女，症见发热汗出，不恶寒，口不干，腹胀，乏力，下肢浮肿，脉弦，左大于右，苔黄腻。证属外感风寒、营卫不和，治以调和营卫，先以桂枝汤合厚姜半甘参汤治其表。待外感解后，再治其本，用真武汤合理中汤治其里。

厚朴三钱	半夏三钱	生姜三钱	桂枝三钱
白芍三钱	甘草三钱	玉竹三钱	党参一钱

两剂。

2. 脏躁

王某，女，观其脉证，两关弦大，两尺显弱，此乃上实下虚。证见食欲不振，胸闷不舒，脘腹作胀，大便少而干；拟疏肝和胃、化痰理气法，处方：

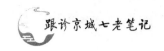

陈皮四钱	半夏四钱	茯苓三钱	枳实四钱
竹茹三钱	柴胡八钱	黄芩三钱	厚朴二钱
生甘草一钱	炒白术四钱	陈皮二钱	

3. 白血病

张某，男，32岁，1966年4月11日来诊。头晕，乏力，间断发热20余日。诊为急性粒细胞性白血病，血红蛋白3.8g/dL，红细胞165万/mm³，白细胞$10×10^9$/L，凝血酶原活动度40%，血小板计数4.5万mm³。

1966年4月12日，王老会诊：脉细微数，以两寸脉为最细，两关脉浮，重按无力，两尺脉细，命门脉更细。夜寐佳，小便频，色黄，大便干结，2～3天1次，身无痛，思饮水，口不干，舌质淡，苔白。

脉合乎东垣所说"饮食劳倦发热"之说，肺脉太沉，细弱无力，又合乎尤在泾所说之"风劳"，其因是中气下陷太甚。第一步可用东垣之补中益气汤或用张锡纯的升陷汤，后可用尤在泾之风劳法。

处方：

黄芪六钱	党参四钱	当归四钱	知母三钱
升麻一钱	桔梗一钱	柴胡一钱	甘草二钱
茜草一钱			

每日一剂，分两次服。

鲜地骨皮三钱（或地骨皮五钱）　　大枣七枚

每日一剂，一次服。

上二方每日各服一剂，其间要相隔一小时服。

1966年4月18日：自4月15日起，每日午后均有低热，37.5～37.8℃。一般情况：精神差，右寸、右尺细而微，以右寸为甚，关脉浮，重按不应指。左关、左尺轻取有弦紧象，左关脉中取较大，左尺脉重取则无弦紧象，心脉较正常。化验血常规，血红蛋白6.5g/dL，治疗有好转。

王老曰：阴阳气血俱病。左尺、左关轻取弦紧，郁塞不通，肾主骨，肝藏血，为肝肾不足。右手脉为气，肺脉细微，命门脉为阳，亦较细，故为阴阳气血俱病，我想先用升陷汤，看其反应。气为血帅，先从气治，后从血治。仍先可继服前方：升麻、柴胡、桔梗、茜草各加一钱；后用神效活络丹加桃红、三棱、莪术、黄芪。

4. 再生障碍性贫血

刘某，男，39岁，医生。诊断为：再生障碍性贫血；白血病早期。病程已近2年，间歇性高热，先寒后热，头痛，身疼。

岳老（岳美中）处方：

柴胡八钱	白芍四钱	党参二钱	清半夏三钱
黄芩三钱	炙甘草二钱	生姜三钱	大枣八枚（去核）
当归八钱	川芎二钱	生地黄五钱	生石膏一两（先煎）

左胁下有散在性小出血点，又拟方：

柴胡六钱	黄芩三钱	法半夏三钱	生地黄八钱
五味子二钱	牡丹皮三钱	山药四钱	泽泻三钱
茯苓三钱	当归四钱	白芍四钱	党参三钱
炙甘草二钱	生姜三钱	红枣四枚	

岳老又拟方：恶寒发热，热多寒少，脉大苔黄，以白虎加桂枝汤主之：

桂枝三钱	生石膏一两半	知母四钱	粳米四钱
炙甘草三钱			

患者说：本方2次煎服，1次服完，效果较好。

1966年4月8日：王文鼎老大夫会诊：认为本证是五积病，有痰积、湿积、食积、气积、血积。恶寒时身头不痛，不是一般外感。发热时则头疼身痛，口渴不欲饮水。舌质不红，苔腻，大便稀烂而不干。左脉浮弦，有紧象，以关脉为重，右脉较左脉微细，亦有浮弦紧象，仍以关脉为重。

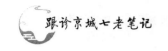

中医学认为是五积病，先有内伤，后来外感，应予温中解表。

处方：生料五积散。

麻黄六钱	苍术二两四钱	白芷六钱	当归六钱
川芎六钱	枳壳六钱	桔梗一两二钱	桂枝四钱
茯苓六钱	厚朴四钱	清半夏六钱	陈皮六钱
白芍六钱	干姜四钱	炙甘草六钱	

共为粗末，每包五钱，日服一包，用生姜五片，葱白五寸，水煎服，分两次服下。

1966年4月23日：服药以来，仅于4月12日发热一次，39.5℃，一般情况转佳，纳佳，眠差，目前未发现感染灶，骨髓血片送协和病房亦看过。张安教授意见：亚急性粒细胞白血病、慢性单核细胞性白血病，建议加用6-MP。服王老药后好转，激素由30mg减为25mg每天，以后还要减激素。

下为王老口述：两关脉仍弦紧，以左关为重，两尺脉亦有弦紧象，以右尺为重，仍予生料五积散继服，桂枝改为肉桂，剂量要加大一些。

处方：

苍术三两六钱	桔梗一两八钱	麻黄九钱	枳壳九钱
陈皮九钱	厚朴六钱	肉桂三钱	当归四钱半
白芍九钱	川芎四钱半	白芷四钱半	姜半夏四钱半
茯苓四钱半	甘草四钱半	干姜六钱	

上药锉为粗末，每包六钱，每日一包，以生姜六片，葱头六寸，大枣二枚，水煎服（分两次服）。

王老又讲五积散：由里达表，逐邪外出，扶正祛邪。虚者加人参，寒重加附子，上肉桂引火归原很好。还有熟料五积散，要细心研究一下。本方主治：①恶寒发热，正邪交争，先有内伤（气积、血积、寒积、痰积、食积），后有外感。②妇人产后，风寒外束，关节疼痛，恶寒发热，可以黄酒调服五积散末，好使。

5. 急性淋巴细胞白血病

韩某，男，10 岁，患有急性淋巴细胞白血病。病程 6 个月，日用激素 30 ～ 40mg。王老会诊：脉浮滑数，稍重按之不应指，以两尺为重，舌质淡苔薄白，面色苍白，两眼圈色发青暗，额部暗黄，本病与中医的"百日痨"相似，为不治之症。

辨证：病程已久，赖激素维持，目前有山穷水尽之象，勉以升阳益气补血之法，希望其正气稍复，逐步撤去激素，再予以大补气血、祛瘀生新之法，以希万一之效。

处方：加减补中益气汤。

生黄芪五钱	当归一钱	白术一钱	陈皮一钱
党参三钱	升麻一钱	柴胡一钱	丹参三钱
炙甘草二钱	生姜三钱	大枣二钱（劈开）	

6. 亚急性皮肤红斑狼疮

高某，女，40 岁。断续发热，全身肌肉及关节疼痛，皮肤瘙痒，已三年半，诊断为亚急性皮肤红斑狼疮。王老拟方：红斑狼疮由阳转阴，可以用麻黄大枣汤。

麻黄三钱	桂枝三钱	大枣四钱	白芍六钱
甘草三钱	当归三钱	全蝎一钱半（分冲服）	

川附子四钱（先煎两小时）

朱颜查房讲：可以按痹证治疗，风湿客伤其气血，可用柴胡桂枝汤，偏于表可用黄芪桂枝五物汤加红花、鸡血藤、苏木之类，先用柴胡桂枝汤，后用黄芪桂枝五物汤。

王老又拟麻黄连翘赤小豆汤：

麻黄三钱	连翘四钱	赤小豆一两	桑枝一两
僵蚕三钱	姜半夏五钱	茯苓四钱	炙甘草五钱
生姜四钱	大枣四钱		

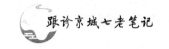

7. 糖尿病 1

韩某，男，27 岁，矿工，连服桂附八味丸无明显作用。1965 年 7 月 24 日：朱颜主任、陆大夫查房：头晕，全身乏力，少气懒言，口不渴，饮水不多，每日进食六两，大便调，既往脉迟，58 次 / 分，舌质淡，有齿痕，苔薄白，脉迟，怕冷，寒证也，甘草干姜汤主之。

干姜五钱　　　甘草三钱

每日一剂。

7 月 29 日：服上药四剂，头晕明显减轻，身乏无力亦减，脉 65 次 / 分。

7 月 31 日：朱颜主任查房：头晕明显减轻，全身无力有所好转，晚间及清晨自觉饥饿，脉搏 68 次 / 分，较前有所好转，舌胖嫩，齿痕薄白，嘱甘草干姜汤继续服。出院后服用本方至 9 月 4 日，一般情况尚好。

8. 糖尿病 2

王某，男，38 岁，干部，1966 年 1 月 13 日来诊。王老会诊：两尺脉按之无力，肾已虚，两关脉浮弦，以右关脉为主，证属中消。胰岛素只为外援，会破坏自力更生。中医治病，是切断致病环节，治疗重点一是治中消，二是治肾虚，制作两种丸药，配合服用。治疗中消以黄连为主，栝楼根为辅。

（1）减味肾气丸：熟地黄八两，山茱萸四两，肉桂一两，黑附片二两，牡丹皮二两，泽泻一两，茯苓二两。上药研细末，以牛奶为丸，三钱重。

（2）中消丸：黄连四两，知母一两二钱，苦参二两，生地黄二两，栝楼根四两，生牡蛎一两，麦冬二两。上药研细末，以牛奶为丸，二钱重。

用法：先服减味肾气丸，一小时后服中消丸一丸，早晚各服一次。

9. 糖尿病 3

石某，女，42 岁。1965 年 3 月 11 日，王老查房。脉左沉细无力，关脉浮弦，重取则无。右脉关细弱无力，尺脉微弱。患者主诉：尿多，大便干燥（一天内尿最多2800mL，饮水1800mL左右，尿时多时少，少则1000mL），四肢无力发困，大便2日1次，不服药则3～4日1次。证属消渴，予丸药调治。

（1）干地黄四两，乌梅二两，五味子二两，生山药二两，牡丹皮一两半，泽泻一两半，茯苓一两半，黑附片五钱，肉桂五钱。蜜丸四钱重，早晚各服一丸。

（2）马尾连三两（因黄连缺货），麦冬一两半，苦参一两半，生地黄一两，知母一两，栝楼根一两，生牡蛎一两。水泛为丸，每次服二钱，每日2次。

两剂丸药，相隔一小时服用，即每日共服药四次。

第五章

经方名家赵锡武病房会诊手记

赵锡武（1902—1980），河南夏邑人。教授，著名中医经方学家。历任中国中医研究院内外科研究所内科主任，西苑医院心血管病研究室主任，中国中医研究院副院长，中华全国中医学会副会长，卫生部医学科学委员会委员，古典医籍整理委员会主任委员等职。

赵老是一位经方家，对伤寒、金匮仲景学术思想的研究有独到见解，主张中西医结合，对冠心病、糖尿病、肾病、小儿惊风等病的治疗有独特疗效。笔者在西苑医院毕业实习期间，与同班同学整理有赵锡武先生临证治疗提要，纯属临床原则性治疗之大法，翔实可靠，供参考。

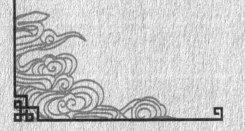

一、医案

1. 肺炎

范某，男，78岁，住院病人，肺炎。

怀疑胆囊炎伴胆结石而住院，高热39℃，白细胞超过$20×10^9$/L，X线有片状阴影，诊断为肺炎（不典型的大叶性肺炎）。

（1）高热期处方

麻黄一钱	杏仁三钱	生石膏四钱	甘草三钱
金银花一两	连翘三钱	生地黄五钱	玄参五钱
麦冬四钱	桔梗三钱	芦根一两	板蓝根四钱

下午2点服药，隔2小时服一次，4小时服一剂，药后2小时体温下降，晚上9点热已退净。

（2）热退后用方：次日清晨体温正常，服此方。

麻黄一钱半	杏仁三钱	生石膏四钱	甘草三钱
生姜三钱	细辛一钱半	半夏四钱	五味子一钱半
陈皮三钱	金银花六钱	连翘三钱	厚朴二钱

小麦一两

按：赵老治支气管炎或支气管哮喘，常用麻杏石甘汤、小青龙汤或厚朴麻黄汤，或单用一方，或合方加减。

2. 胸痹

某男，52岁，胸痹。

胸满发闷，偶有心痛，脉缓，苔薄腻，仍宗前法加味，通阳宣痹理肺，予栝楼薤白半夏汤合茯苓杏仁甘草汤，三剂。

二诊：症状无明显变化，近来每日胸闷6～7次，每次数秒，血压132/88mmHg，暂时按阳虚论治，方用理中汤加桂枝：

干姜一钱半	桂枝三钱	甘草三钱	党参六钱
白术三钱			

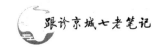

三剂。

三诊：因生气脘胀，胸中气塞，短气，脉弦细，宜橘枳姜汤合栝楼薤白半夏汤：

橘皮四钱	枳实三钱	生姜五钱	栝楼一两
薤白四钱	半夏四钱		

三剂。

3. 心悸（同学记录赵老会诊处方）

医案 1：某女，43 岁，住院病人，心悸。

服炙甘草汤加味后，精神较佳，但仍有胸闷，心悸，偶见脉搏缓慢，心率 40 多次至 74 次/分，下午较明显。睡眠欠佳，脉象三五不调，苔薄质淡，拟温阳复脉治之，仿当归四逆汤化裁（当归四逆汤合四逆汤）。

当归五钱	干姜一钱	甘草三钱	细辛一钱半
炙桂枝四钱	杭白芍三钱	木通一钱半	大枣三枚

黑附片三钱（先煎一小时）

三剂。

二诊：病人仍述每日下午心前区隐痛，疲乏，畏寒，诊脉沉细，舌质淡。经常心悸，身畏寒，此阳虚也，嘱用方：苓桂术甘汤、栝楼薤白半夏汤合当归补血汤。

桂枝三钱	白术三钱	茯苓五钱	黄芪一两
当归四钱	甘草三钱	生姜三钱	大枣十枚
小麦一两	全栝楼一两	薤白四钱	半夏四钱

三剂。

医案 2：某女，45 岁，住院病人，心悸。

时有心悸，气短，日前因受凉咳嗽，有白痰，手足凉，二便可。脉结代，苔薄腻，心率 94 次/分。赵老嘱用真武汤加味，强心通阳、活血理气。

杭白芍一两	白术五钱	茯苓五钱	生姜三钱

法半夏四钱	甘草三钱	陈皮三钱	杏仁三钱
厚朴三钱	黄芪五钱	汉防己四钱	桂枝四钱
桃仁三钱	红花三钱	炮附片六钱（先煎一小时）	

三剂。

三天后查房，咳嗽明显好转，病情尚稳定，咳嗽见轻，吐痰甚少，但仍不能平卧，心率 78 次 / 分，心悸不明显，赵老嘱用通阳理气为治：

全栝楼一两	薤白四钱	法半夏四钱	茯苓四钱
杏仁三钱	甘草三钱	党参五钱	陈皮三钱
厚朴二钱			

三剂。

医案 3：女，50 岁，住院病人，心悸。

胸闷气短，咳嗽有白痰，不能平卧，腹部胀满不适，纳差便溏，脉结代，苔薄。胃不和则卧不安，治以益气和胃，拟香砂六君子汤加味：

砂仁一钱	陈皮二钱	法半夏三钱	党参三钱
茯苓三钱	白术二钱	甘草一钱	杏仁二钱
生姜二钱	大枣五枚	木香五分（后下）	

三剂。

4. 肺源性心脏病（同学记录赵老会诊处方）

医案 1：某男，69 岁，住院病人，肺源性心脏病。

心跳气短，不能平卧，四肢厥逆，动则气喘，小便不利，脉细弱，心率安静时 79 次 / 分。阳气不足，水气内停，以真武汤加味：

杭白芍五钱	茯苓四钱	白术四钱	生姜三钱
党参三钱	当归三钱	炮附片三钱（先煎一小时）	
黑锡丹二钱（以药送服）			

两剂。

二诊：心悸作喘，不能平卧，有时咳嗽，头晕，脉迟，苔薄腻，仍属有水气，以苓桂术甘汤加味：

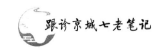

茯苓六钱	桂枝五钱	白术四钱	甘草三钱
生龙骨六钱	生牡蛎六钱	生姜三钱	大枣十枚

两剂。

三诊：咳嗽气急不减，不能平卧，手足发冷，脉结代，苔薄腻，今晨心率90次/分。拟越婢汤合真武汤以治肺：

生石膏四钱	麻黄一钱半	甘草三钱	干姜二钱
白芍五钱	茯苓四钱	白术四钱	当归三钱
党参六钱	大枣六枚	炮附片三钱（先煎一小时）	

三剂。

医案 2：某男，54 岁，肺源性心脏病。

脉来三五不调，按之无力，胸满作喘，心悸气短，不得平卧，治以温阳化水、宣肺定喘，予真武汤、越婢汤合剂：

白术五钱	茯苓五钱	白芍六钱	生姜三钱
甘草三钱	生石膏六钱	麻黄一钱半	大枣六枚
金银花一两	乌头三钱（先煎两小时）	车前子四钱（包）	

两剂。

二诊：脉弱无力，三五不调，仍痰鸣气喘，心悸不得卧。证属痰饮，宜苓桂味甘汤和之：

茯苓一两	桂枝五钱	五味子三钱	甘草三钱

三剂。

三诊：痰饮上泛，肺气不降，息粗作喘，脉三五不调，苔薄，治以涤饮定喘，予小青龙加石膏汤：

生石膏四钱	麻黄一钱半	杏仁三钱	甘草三钱
桂枝尖三钱	杭白芍三钱	半夏四钱	干姜一钱半
五味子一钱半	细辛一钱半	茯苓四钱	陈皮二钱。

三剂。

四诊：心悸、气短，喘促痰鸣，胸闷，关节痛，脉三五不调，痰饮所致，以苓桂术甘汤、二陈汤合剂治之：

| 茯苓六钱 | 桂枝四钱 | 白术四钱 | 甘草三钱 |
| 陈皮三钱 | 半夏四钱 | 生姜三钱 | 大枣十枚 |

三剂。

医案 3： 某女，49 岁，肺源性心脏病。

脉促，气短，心悸，不能平卧，汗出，肢冷，苔薄白，证属阳虚，今晨心率 102 次 / 分。以真武汤加味：

| 杭白芍三钱 | 白术五钱 | 茯苓三钱 | 生姜三钱 |
| 生龙骨六钱 | 生牡蛎六钱 | 沉香一钱 | |

炮附片四钱（先煎一小时）

两剂。

二诊：振振欲擗地，气促心悸，不得卧，肢冷，脉促而细数，苔薄汗出，仍以上方去龙骨、牡蛎，加桂心六分（冲服），当归四钱，桃仁三钱，红花三钱，以加重温阳活血通络之力。

医案 4： 某男，62 岁，肺源性心脏病。

近日受寒，表有寒，心下有水气，咳嗽作喘，小便不利，下肢浮肿，吐稀痰，舌苔白腻，脉弦数。治以宣肺定喘，利水消肿，予麻杏石甘汤合小青龙汤：

麻黄二钱	杏仁三钱	生石膏六钱	甘草三钱
干姜一钱半	细辛一钱半	五味子一钱半	半夏四钱
桂枝三钱	芍药三钱	茯苓三钱	厚朴二钱

两剂。

二诊：咳嗽已减，痰亦较少，心阳不足，短气，苔薄腻，脉迟。治以强心利肺，以真武汤合越婢汤加减：

白术三钱	茯苓四钱	杭白芍四钱	生姜二钱
生石膏四钱	麻黄一钱	甘草三钱	小麦一两
当归三钱	红花三钱	黑附片三钱（先煎一小时）	

白茅根一两

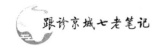

三剂。

5. 类风湿关节炎

医案1：某男，36岁，类风湿关节炎。

手足关节疼肿，且寒凉明显，体肥胖，多湿，脉沉细无力，舌苔白腻，可诊为寒痹证。目前治疗：宣发阳气，发汗为先，后以温寒通络法治之。嘱用麻黄加术汤：

麻黄三钱	桂枝四钱	杏仁三钱	甘草三钱
苍、白术各三钱	汉防己四钱		

二诊：药后自觉足跟部温暖，且有少量汗出，赵老嘱：外寒内虚，应予通阳散寒。方用桂枝芍药知母汤加减：

桂枝四钱	杭白芍六钱	细辛一钱半	陈皮四钱
知母四钱	麻黄二钱	防风三钱	汉防己四钱
黄芪一两	当归六钱	甘草三钱	白术五钱
片姜黄二钱	附子三钱（先煎一小时）		

又用方：当归生姜羊肉汤。

医案2：某女，45岁，类风湿关节炎。

11月30日初诊：手足关节畸形，肿胀作痛，四肢活动障碍，怕冷，脉沉涩，苔薄。仍宗前法，以桂枝芍药知母汤加味：

桂枝四钱	芍药三钱	知母三钱	麻黄二钱
白术三钱	防风五钱	汉防己三钱	大枣六枚
生姜三钱	细辛一钱	黄芪一两	当归四钱
甘草三钱	乌头四钱（先煎四小时）		

三剂。

12月3日二诊。风寒湿痹，关节疼痛且肿，经久未愈，脉弦数，舌尖赤。治以宣痹通络、活血止痛：

生地黄六钱	归尾四钱	川芎三钱	赤芍四钱

| 枳实三钱 | 桃仁三钱 | 红花三钱 | 乳香二钱 |
| 没药二钱 | 地龙四钱 | 僵蚕四钱 | 威灵仙一两 |

乌蛇肉一两

三剂。

12月6日三诊。前方服后，两天来关节疼痛有明显减轻，随之睡眠也见好，唯局部手指关节红肿。仍服上方。

生地黄六钱	归尾四钱	川芎三钱	赤芍四钱
枳实三钱	桃仁三钱	红花三钱	乳香二钱
没药二钱	地龙四钱	僵蚕四钱	威灵仙一两

乌蛇肉一两

三剂。

12月17日四诊。关节疼痛变形，昼轻夜重，得汗则快，属痛痹。治以宣痹定痛，以桂枝芍药知母汤加减：

桂枝六钱	赤芍六钱	甘草四钱	汉防己五钱
防风四钱	白术五钱	知母四钱	当归六钱
黄芪一两	细辛二钱	乳香二钱	没药二钱

乌头五钱（先煎两小时）　　炙麻黄三钱（先煎）

三剂。

12月24日五诊。近来脉数身热，血沉增快（95mm/h），疼痛略有减轻，治以宣痹凉营定痛，予越婢汤加味：

生石膏四钱	麻黄三钱	甘草三钱	生地黄六钱
金银花六钱	连翘三钱	板蓝根四钱	牡丹皮三钱
白茅根一两	紫草四钱	炮附片四钱（先煎一小时）	

三剂。

12月30日六诊，药后关节见轻。

6. 尿血

医案1： 某男，40岁，尿血。

小便热痛，时有带血，用猪苓汤加味。

177

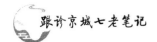
猪苓三钱	茯苓四钱	泽泻四钱	滑石四钱
阿胶六钱	生地黄一两	甘草梢三钱	血余炭二钱（研）
蒲黄三钱	韭菜籽六钱		

三剂。

二诊：腰痛如前，尿道灼痛近日消失，咽痛剧烈，五官科认为是慢性扁桃体炎急性发作，双侧扁桃体Ⅱ度肿大，陷窝有渗出物，诊脉沉细，舌净，赵老嘱用下法。

| 金银花一两 | 连翘六钱 | 生地黄五钱 | 玄参五钱 |
| 甘草三钱 | 桔梗四钱 | 板蓝根四钱 | |

三剂。

三诊：病人在尿量多时尿道痛减轻，考虑治肺之上源，用方：

| 百合一两 | 知母五钱 | 生地黄六钱 | 滑石四钱 |

三剂。

医案 2：某女，47岁，尿血。

冲任虚损，肾气不固，溲频，腰部坠痛，腰疼常冷，病久治当从本，拟通补奇经：

生黄芪一两	党参五钱	巴戟天四钱	菟丝子四钱
肉苁蓉四钱	续断四钱	杜仲四钱	金毛狗脊四钱
淫羊藿四钱	当归三钱	仙茅二钱	桑寄生一两

三剂。

二诊：服上方后，小便次数减少，小便清长，仍腰疼常冷，仍予上方三剂。

7. 脏躁

医案 1：某女，48岁，脏躁。

烦躁不安，欲哭，喜怒无常，不思饮食，脉小数，苔白厚。属"百合病"，心肺同病，当治以清肺生津，予百合地黄汤合百合知母汤：

| 百合一两 | 知母五钱 | 生地黄五钱 | 滑石四钱 |

生牡蛎六钱

三剂。

二诊：舌微红，苔白，脉弦滑，脉证相参，仍属"百合病"，治以百合温胆汤加味：

百合八钱	知母三钱	生地黄四钱	陈皮三钱
半夏三钱	茯苓四钱	甘草二钱	竹茹二钱
枳实二钱	牡蛎六钱	滑石四钱	

三剂。

医案 2：某女，50 岁，脏躁。

诊脉右寸脉大，按之鼓指，自觉心悸，此属上焦热感，病在心肺，宜百合知母汤、三黄泻心汤合用：

| 百合一两 | 生知母五钱 | 黄芩三钱 | 黄连二钱 |
| 大黄一钱 | | | |

三剂。

二诊：右寸关脉有力，无症状，考虑病在肺胃，仿玉女煎：

生石膏六钱	知母四钱	牛膝四钱	山栀三钱
麦冬四钱	生地黄六钱	甘草三钱	杜仲四钱
地龙四钱	僵蚕四钱	生石决明一两（先下）	

三剂。

二、杂病治法和用方

1. 心脏疾患治法

（1）不伴有心衰者：阳虚（心肾）用真武汤，阴虚用生脉汤。

（2）心律不齐者：常以炙甘草汤合桂枝加龙骨牡蛎汤。

（3）心衰者以真武汤为主（附子、白芍用量要大，附子五钱至八钱，芍药一两），配合《黄帝内经》治水三法。病在肺，开鬼门，合麻杏石甘汤或越婢加术汤。病在肾，洁净府，加白茅根、肉桂、沉香。病在肝，去

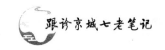

宛陈莝，肝脾大、水肿者用活血行瘀法，选加当归、川芎、桃仁、红花、藕节等。

（4）冠心病胆固醇高者：选用黄精、薏苡仁末、干漆面。

（5）冠心病供血不足者：选用当归、川芎、桃仁、红花、蒲黄、干漆。

（6）心肌梗死者：大剂参附、术附、芪附。

（7）肺源性心脏病，用心咳汤，方歌如下：

心咳汤用北沙参，牛蒡甘桔石杏仁，

茯神麦冬远志夏，小麦煎服心咳珍。

2. 心力衰竭治法

（1）温阳化水，治以真武汤加味：

白术三钱	茯苓四钱	白芍一两	生姜三钱
桃仁二钱	红花三钱	当归三钱	沉香一钱（后下）
车前子五钱	藕节六钱	黑附片四钱（先煎一小时）	
肉桂一钱（后下）			

（2）宁心补虚，养阴润燥，治以炙甘草汤加味：

炙甘草五钱	生地黄八钱	党参四钱	麦冬四钱
火麻仁五钱	生姜三钱	大枣六钱	桂枝三钱
黑附片四钱（先煎一小时）		阿胶二钱（烊化）	

3. 风湿性心脏病治法

（1）宣降通阳，以栝楼薤白半夏汤为主方，依证合用下方，或合防己黄芪汤，或合麻黄杏仁薏苡甘草汤，或合左金丸，或合温胆汤，或合理中汤。

（2）温阳化水法：以真武汤加活血利水之品。

4. 支气管哮喘治法

（1）稀水样痰（有湿啰音），治以散寒蠲饮，用小青龙汤。

（2）混合痰、稠痰、泡沫痰（有干啰音），治以泄热定喘，用厚朴麻黄汤。

（3）黏性泡沫痰：治以泄热平喘化痰，可依证选用麻杏石甘汤，小陷胸汤，生脉散，栝楼薤白半夏汤。

（4）喉中水鸡声，治以温肺豁痰利窍，用射干麻黄汤。

（5）咳嗽，胸痛，心悸，汗出，证属阴虚兼表，治以润肺化痰，止咳通阳，用心咳汤去浮小麦加麻黄。

（6）黄稠痰，变化体位时较多，或咯血痰（支气管扩张），治以泄热化痰，用《千金》苇茎汤。

（7）咳三层痰（肺结核），治以养阴清肺，可依证选用人参蛤蚧散，小柴胡汤，生脉散。

（8）动则肢冷属寒喘，治以温阳润肺法，用黑锡丹，可依证选加人参、紫菀、百合、蛤蚧、黄芪、款冬花、核桃肉等。

（9）时时吐浊者：治以豁痰，用皂角丸。

（10）头晕，头痛，吐涎沫量多，病属癫痫，用礞石滚痰丸。

（11）喘属上实下虚者，治以泻肺温阳，可依证选用苏子降气汤；泻白散合六味丸；小青龙汤加桂枝、附子、巴戟天、肉苁蓉。

（12）咳喘恢复期，邪却正虚，不可复用麻黄剂，可依证选用下列方剂善后，如止嗽散加味，二陈汤加味，玉屏风散加味，桂枝汤加小麦、牡蛎、厚朴、杏子、桂枝、附子之类，香砂六君汤加味。

5. 咳喘与哮喘的治法

咳喘：咳少喘多，表寒内饮，无汗，口不渴，舌淡，属寒证，用小青龙汤；咳喘，咳多喘少，身热，气急，有汗，口渴，口干苔黄，属热证，用麻杏石甘汤。

哮喘，喘多咳少，或只喘不咳，气急而喘，胸满，烦躁，有汗，口渴，苔腻，脉浮，属热证，用厚朴麻黄汤。

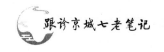

6. 按部位治疼痛用方

胸背部：栝楼薤白类；两胁部：深则大柴胡汤，浅则小柴胡汤；心下部：泻心汤类；脐周围：理中剂；脐下部：四逆类方。

7. 胆道感染

（1）引流量多者用苦寒，可予小陷胸汤加金银花、连翘、紫草、板蓝根。

（2）慢性低热可选用秦艽鳖甲汤、藿香正气散。

8. 眩晕（梅尼埃病）依证选方

（1）温药和之：苓桂术甘汤，泽泻汤加生龙骨、生牡蛎各一两。

（2）温阳化水：真武汤。

（3）壮阳益气：桂附八味丸。

（4）滋补肾阴：六味地黄丸加填精益髓之品：巴戟天、益智仁、菟丝子、女贞子、旱莲草、何首乌、杜仲、牛膝。

（5）重镇之品：生石决明、磁石、龙齿、生龙骨、生牡蛎、紫石英。

（6）虫类之品：全蝎、地龙、僵蚕。

（7）明目之品：菊花、桑叶、决明子、钩藤、白蒺藜。

9. 胃虚痛

用小建中汤或黄芪建中汤；虚热者用一贯煎；寒者用吴茱萸汤，四逆方。

10. 高血压

（1）杜仲一两，牛膝一两，桑寄生一两。

（2）三石汤（《温病条辨》）。

滑石三钱	寒水石三钱	杏仁三钱	金银花三钱
生石膏五钱	通草二钱	竹茹二钱	

金汁一酒杯（可用黄连二钱代）

主治：暑温蔓延三焦，邪在气分，舌滑微黄。

（3）天麻钩藤饮（《中医内科杂病证治新义》）：天麻、钩藤、生石决明、栀子、黄芩、川牛膝、盐杜仲、益母草、桑寄生、夜交藤、茯神。

主治：肝风内动所致的头痛，眩晕，耳鸣眼花，震颤，失眠，或半身不遂，舌红，脉弦数。

（4）心脏病伴发高血压用方：

栝楼一两	薤白三钱	半夏四钱	枳实五钱
橘皮三钱	茯苓六钱	甘草二钱	生石决明一两
竹茹二钱	桑寄生四钱	杜仲四钱	牛膝五钱

11. 痹证

（1）风湿性关节炎：桂枝芍药知母汤，乌头汤，桂枝加黄芪汤，防己黄芪汤。

（2）久病：三痹汤，羌活桂酒汤。

（3）类风湿畸形：大防风汤，阳和汤。

12. 治疗寒腿疼痛方：当归生姜羊肉汤

去肥羊肉一斤，当归二两，生姜三两。

先以水六碗煮羊肉成四碗，再加当归、生姜煮取二碗，煮好后用食盐调味，每日半剂，分 2 次服。

主治：腰痛，腿痛，痛经，腹痛，关节炎痛，阳虚畏寒者，皆治之。治妇人病宫寒者效佳。例：一男子膝关节痛，服此药两小时后全身大汗出，证明本方很热。

13. 润肺止咳方

主治：干咳无痰，或微量痰，痰不易咳出，喉间作痒，频频咳之，夜间尤甚，一般无发热，苔薄白，舌尖红，脉弦细而数。

辨证：风燥伤肺，津液被灼，肺气不宣。

立法：润肺止咳。

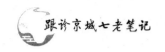

处方：桑杏汤合麻杏石甘汤加减

桑叶三钱	杏仁三钱	麻黄一钱半	生石膏四钱
甘草二钱	贝母三钱	前胡三钱	桔梗三钱
枇杷叶三钱	黄芩三钱		

若大便干者，加栝楼四钱；体弱者麻黄只用一钱；若咳甚有遗尿者，加白芍四钱。

14. 再生障碍性贫血科研方

（1）大菟丝子饮方

制首乌五钱	怀牛膝三钱	菟丝子五钱	枸杞子三钱
女贞子三钱	旱莲草三钱	山茱萸三钱	巴戟天三钱
肉苁蓉五钱	淮山药四钱	茯苓四钱	熟地黄五钱
五味子二钱	红枣五枚	黑芝麻三钱	炒核桃肉三钱
补骨脂二钱（打）			

每剂煎2次，合450mL，分3次服。

（2）大菟丝子饮一号（大菟丝子饮方药味缺货时用此方）

制首乌五钱	枸杞子三钱	巴戟天三钱	肉苁蓉五钱
女贞子三钱	旱莲草三钱	山茱萸三钱	熟地黄五钱
补骨脂三钱（打）		菟丝子五钱（碾）	

煎服法同上。

（3）十四味大建中汤（《太平惠民和剂局方·卷五》）

党参五钱	茯苓五钱	白术五钱	炙甘草三钱
熟地黄四钱	白芍三钱	当归三钱	川芎一钱半
肉桂一分	生黄芪八钱	肉苁蓉四钱	法半夏三钱
麦冬二钱	熟附片三钱（先煎一小时）		

每剂煎2次，分3次服。

病机：脾肾气血两虚，属虚劳范畴。

结论：大菟丝子饮有助于造血功能。

疗效：1962年底至现在，系统治疗3个月以上的统计（以中药为主），基本好转 6 例，显著进步 8 例，病情稳定 4 例，无效者 8 例，有效率 69%。

　　分型：偏阴虚者用大菟丝子饮，偏阳虚者用十四味大建中汤，偏气虚者用补中益气汤。

　　用法：脾肾阳虚：十四味大建中汤（扶阳）；脾肾阴虚：大菟丝子饮（滋阴）。

　　观察：浓缩大菟丝子饮效佳，加服大菟丝子丸更好。阴阳俱虚而偏于阴虚者疗效显著，偏于阳虚者效差，夹痰湿体胖者无效果，可配合河车大造丸及补中益气片用。

　　举例：梁某自 1965 年 11 月至 1966 年 4 月进行治疗，摆脱输血，HGB 从 3.5g/dL 升至 8.6g/dL。2 月 1 日至 4 月 12 日服浓缩大菟丝子饮，由 6.7g/dL 至 8.6g/dL。高某输血，由 3g/dL 升至 9.6g/dL，经一月服浓缩大菟丝子饮及大菟丝子丸，升了 2g/dL。

第六章
郭效宗独特针刺疗法及治疗歌诀

　　郭效宗（1924—1997），甘肃会宁县人，中共党员，主任医师。先生做针灸、教学、科研工作近50年，总结出一套行之有效的独特针灸治疗方法，对"针刺麻醉技术"有深入研究。发表论文20多篇，著有《针灸有效点疗法》《针灸有效点图解》等。

　　笔者于1965年8～12月在中国中医研究院广安门医院毕业实习，跟诊郭效宗老师，老师时任针灸研究所主任兼呼吸科主任。我记录了老师的《针灸临床治疗歌诀》及临证针灸经验，供参考。

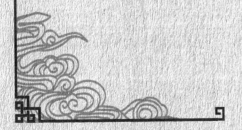

针灸起源于春秋至秦汉，发展于魏晋至隋唐，兴盛于宋明。其经脉、经穴之理论，一脉相承，学习者有规律可循。但针刺治疗手法多达百种以上，各家学说不一，常使后学无所适从。由于其传承授受为师徒相传，则针灸手法流派纷呈，大不一样，各有建树。但故弄玄虚、神乎其神者有之；摸不着头脑、望而心怯者有之；不行手法、一扎了之者亦有之。

郭效宗先生经过长期临床实践，总结出一套独特的针刺手法，并深入研究了"针刺麻醉技术"，受到业界的高度重视。笔者毕业实习时跟诊先生5个月，总结出先生的针刺手法，看得见，摸得着，供参考。

一、基本针刺手法

先生所讲的针刺手法是指毫针进针之后到出针之前的操作方法。取穴并不难，难在行针手法。其要点是：第一，首先针下要得气，针下不得气非其治也，达不到治疗效果。第二，毫针之下，没有药物，其作用是通其经脉，调其气血，亦称"针引阳气"。"阳气"是指五脏六腑、四肢百骸生理功能的正常运行，为达到此目的，就必须重视针刺手法。手法恰当，疗效神奇。

先生所讲的基本针刺手法，是遵《难经·七十八难》"知为针者，信其左；不知为针者，信其右。当刺之时，必先以左手压按所针荥、俞之处"之要旨，以双手相互配合，同时进行操作，左手指压紧针下皮肤、肌肉是得气或有感应的关键，而不是用"扎针器"把针扎上就可以了。

1. 针刺入皮法

针刺前令患者宽衣卧床，四肢放松，腿要舒展，臂要放松，心情平静，不宜饥饿或过饱。患者体位选择仰卧、俯卧、侧卧、端坐均可，以利于取穴为宜，还可以避免晕针。

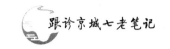

用左食指或拇指（又称切指）按紧穴位处肌肉（又称固定穴位有效点），患者局部有酸、麻、胀、重的感应，既有利于得气，又可进针时避开血管，出针时避免血肿和出血，还可减少痛感。按紧和固定，是利于医者用意与运气到指尖，而不是用力，不可使皮肤与肌肉错位。

右手持针在切指处刺入，进针要速度快，角度小，针体转动不能超过90度，以避免针下肌纤维随针体转动过大。

2. 补法

针刺入皮，进针，在较浅部位找到感应后，轻微提插刺激7～8次，继而用拇指向前，食指向后撚刮针柄5～6次。上述方法反复4～5次，有《标幽赋》"推内进搓，随济左而补暖"之意。

3. 泻法

针刺入皮，进针，在较深部位找到感应后，用较弱雀啄术刺激3～4次，继而用拇指向后向上，食指同时向上飞针5～6次。上述方法反复2～3次，有《标幽赋》"动退空歇，迎夺右而泻凉"之意。

4. 平补平泻

针刺入皮，进针，找到感应后，用中等强度的提插刺激5～6次，持针拇指固定不动，食指上下往复刮针柄7～8次。上述方法反复4～5次。

5. 捻针法

针刺入皮，进针到一定深度后，用拇指、食指一前一后来回捻动针柄，称为捻针法。捻转的幅度一般在180～360度左右，捻转时不能单向转动，以免肌纤维缠绕针身，增加病人局部疼痛，或造成出针困难。捻转的角度大、频率快，刺激量就大一些；捻转角度小、频率慢，刺激量就小一些。

为了找感应而捻针和找到感应后再捻针，都是为了得气，捻针和找感应是相应的。在一定的针刺深度去找感应，对于不同的病人或不同的病情，捻针的角度、频率、强度上要有所不同。捻针要维持在一定的深度，捻 1 ～ 2 分钟，找到感应后，再捻针 1 ～ 2 分钟，目的是增强疗效。

6. 提插法

针刺入皮，进针到一定深度后，将针从浅层插向深层，再由深层提到浅层，称为提插法。提插的幅度、频率，应据病情和穴位而异。提插的幅度大、频率快，刺激量就大；提插的幅度小、频率慢，刺激量就小。

为找感应而提插。在有感应的基础上再提插，可提高刺激强度，增强反应，提高疗效。不管哪一种手法都离不开提插，但提插多了也不行，有可能损伤正气。

提插得气的要点是：双手同时进行操作，在得气的位置，左手指要按紧，让肌肉固定，不能用力过大，此时病人的感应增强。右手拇指食指捏住针柄上下提插，幅度不能大，时间 1 ～ 2 分钟。补法：欲针下有热感，可多提插。进针浅时易有热感，但不能持久。进针深时不易有热感，如有了热感可以持久。泻法：欲针下有凉感，不要多提插，如针下有了凉感，就要马上出针，不可再进行提插或捻针。

7. 搓法

针刺入皮，进针病人有感应时，右手拇指、食指捏住针柄，拇指向前向下，同时食指向后搓针柄，如搓线状，只能向一个方向搓半圈，此刻针体是固定的，宜慢，可做 3 ～ 5 次，为补法的一种。

8. 飞针法

针刺入皮，进针找到感应后，右手拇指将针体向后转动半圈，固定针体，针尖位置不能移动，左手拇指或食指按紧针旁肌肉。此时，右手拇指将针体向后退半圈后，右手拇指与食指同时向后向上飞搓针柄，用力宜均匀，速度宜快，使针柄震颤，连续做 6 ～ 9 次，为泻法的一种。做此手法，针尖、针体的位置不能改动，更不能将针飞出。

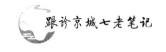

9. 捣术

针刺入皮,进针,在左手拇指或食指固定有效点(亦称反应点或感应点)的情况下进行,以右手拇指与食指捏针上下提插,上下提插幅度小、频率快,反复进行十余次至二十余次。此法与提插法相似,但上下提插幅度很小,频率要快得多,使用时可与补法相结合。

10. 放散术

在针下得气后,押手手指按压推循的方向、针尖的方向和进针捻转的方向均一致时,则针刺感应才能向前放散,达到治疗效果。

例如,针刺合谷治疗牙痛。为了达到气至病所的目的,用左手指按压住合谷穴的下方,以阻止其针感之下行。与此同时,左手指推压方向,针尖所指方向和右手捻转提插的方向均需向上,以促使其针感上行。

再如,针刺中脘治疗胃脘痛时,在距中脘穴上、下、左、右各 3～4 寸处刺 4 针,得气后,再在中脘穴刺一针,运用捣术,则感应四散,疼痛消失。此法常用于感觉迟钝的病人。

11. 针刺得气(感应)之要点

针刺能否迅速得气,是针刺治病取得疗效的关键,《标幽赋》谓"气至速而效速"。针刺得气的感应有以下几个方面:①《难经》谓"知为针者,信其左"。左手拇指或食指要压紧穴位或感应点(亦称有效点),固定肌肉,患者局部有轻微酸、麻、胀、重的感觉,医者要将注意力集中在左手压指(食指或拇指)的手指尖,或称运气到手指尖,不能用力过猛。②右手针刺入皮,要速度快,针体转动的角度要小,转动 30～50 度为宜。③进针找感觉要缓,浅、中、深都可以有感应,谓之"得气"。如针下松、空、虚、滑为无感应,可左右去找,不要上下找,即"宁失一穴,不失一经"之谓。找感应时要配合捻、转、提、插等手法。④如针下有感应,可有以下表现:患者有针下酸、麻、胀、重;或痛、痒、热、凉;或放散样或爆炸样的感觉。医者手下有沉、紧、涩、滞的感应。《标幽赋》谓:"如鱼吞钩饵之浮沉。"还可以看到经络上有皮肤肌肉瞤动,或肢体弹动的表现。⑤为了达到预期的治疗效果，取穴准确与否是重要的环节。医者要聚精会神地进行双手同时操作。针下得气后要谨慎"守住得气"，在得气的基础上继续操作所需的针刺手法。此刻，针尖不可随意进退移动。若进则可穿透经络，若退则可脱离经络。稍有粗心，二者都有可能造成"得气"后又丢失了"得气"。为达到此目的，医者须在反复操作中去深刻领会，方会熟能生巧。

二、针刺大椎治疗急性哮喘

郭效宗先生任中国中医研究院广安门针灸研究所副所长兼呼吸科主任时，笔者于 1965 年 9 ~ 12 月在呼吸科完成了毕业实习，郭老师针刺大椎治疗急性发作性哮喘、呼吸困难，有独门绝活，立刻见效。介绍如下，供参考。

【取穴】

《针灸学》教材"在第七颈椎棘突下凹陷中取穴，穴与肩平"；《针灸大辞典》"本穴位于第一胸椎之上，第七颈椎之下。第七颈椎乃椎骨中最高大者，俗称第一大椎骨，穴在其下，故名"；《针灸歌诀》"大椎就在一椎上"，这个"一椎"是指第一胸椎；有个别人，特别是个子高、颈部长者，颈后有两个"椎骨最高大者"，我们取穴时应选择下面那个"椎骨最高大者"之下，即为大椎穴。

【主治】

《针灸学》：热盛烦呕、头项强痛、羊痫痪疟、盗汗咳嗽。郭效宗：主治哮喘急性发作。

【针刺法】

《针灸学》：直刺 0.5 ~ 0.8 寸。《针灸大辞典》：向上斜刺 0.5 ~ 1 寸。郭效宗：直刺 1.5 ~ 2.5 寸（即直刺至椎管内）。

【郭效宗针刺手法】

床头或桌上放一个枕头，患者端坐位，双手扶枕，全身放松，头颈向前微屈 15 ~ 30 度。医者左手拇指在大椎穴上下推动，感到缝隙明显，以

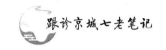

指甲压出标记。消毒医者双手及大椎穴，用一次性 30 号或 31 号的三寸或四寸银针，并检查针体无损。右手持针入皮，针尖微向上进针 0.3 ～ 0.5寸，针下不能有抵抗感，再平刺进针 0.5 ～ 1 寸，停刺约 2 秒，和患者说句闲话，分散其注意力。继续直刺进针，不可捻转提插，此刻针下有明显的空虚感，继续直刺进针。若患者有沿脊柱向下的传导感，传导感可大可小，即可停止进针，也不可行捻转提插手法。即刻把针体向后（拇指向后，食指向前）转动半圈，左手食指或拇指按压和固定住针下皮肤肌肉，使针体不能移动。右手拇指、食指捏住针柄，微向后向上快速飞针 7 ～ 9次，动作要稳而快，每飞针一次，针体有震颤为佳。此时患者会长出一口气，胸闷明显缓解，喘息、呼吸困难立即减轻，唇绀亦减，3 ～ 5 分钟后起针。

从进针到哮喘、呼吸困难明显缓解，押手手指不能离开原来的位置。进针时，针体与针柄的连接处要留在皮肤外约一寸左右，不可将针体完全刺入皮肤之内。急性哮喘解除后，不留针。起针时，要将针体向前转动半圈后出针。针后可依证予口服中草药。

【适应证】

刺大椎法为中医的急救方法之一，用之恰当，疗效神奇。适用于急性支气管哮喘、过敏性哮喘、肺源性心脏病哮喘等。临床表现为胸闷、呼吸困难、哮喘、痰声剧烈、哮鸣音加重、喉中水鸡声、面青唇绀、张口抬肩、十个手指头发乌，甚者不能平卧、疲乏无力、苔腻、脉细数等，但无恶心呕吐或脑血管意外诸症。

郭效宗先生研究过一个病例，男，20 多岁，外感高热 39.5℃不退，上午白细胞 18×10^9/L，深刺大椎，用飞针法，不用其他药物，下午体温降到 38℃，白细胞降至 13×10^9/L，证明大椎有清热解表的作用。

【禁忌】

上述深刺大椎之方法，不是哮喘症不用，病情不急不用，以咳嗽为主症的呼吸困难不用。在农村基层工作，遇到上述哮喘发作的急症，可用。此时，病情严重，患者同意针刺，家属没有意见，也不会引起其他人的异议。

【医案】

1. 过敏性哮喘案 1

我在玛纳斯县人民医院上班时，有一年夏天，我院外科医生李某，男，40岁，湖南人。下午骑车回家，路过政府大院门口，即感觉不适，喷嚏，头昏，回到家中时，发作哮喘，胸闷，呼吸困难，立即送回我院急诊科。此时，李医生呼吸张口抬肩，胸闷唇绀，气上不来，不能躺下，也不能站立，只好坐下。我家住县医院家属院，立即赶到。李医生已于左肩皮下注射肾上腺素，并吸上氧气，但病情仍不缓解。坐位，前俯后仰，口中哼哼声不停，呼吸更加困难，我立刻针刺大椎，深刺2.5寸，固定针体，向后向上飞针9次，约4～5秒钟后，他长长出了一口气，呼吸频率减缓，又过了2～3分钟，呼吸渐平稳，唇绀明显转红，可以平躺安卧，又过了十分钟左右，平安无事。第二天，李医生回家不敢走原路，改从乌伊公路转个大圈回家，我们判定与他对政府大院内的一种花粉过敏有关。事后，李医生搬到县医院附近住，再也没有发生过哮喘。

2. 过敏性哮喘案 2

2014年初夏，我搬到一楼东侧坐诊，一位长者扶着一位女患者，慢慢走进诊室。患者王某，女，30岁，身高体胖，哮喘发作，哮鸣声很大，她在诊室门口喘，诊室内的人都可听见。张口抬肩，面色青晦，胸闷唇绀，喉中拉锯声，无痰，说话很吃力，舌苔薄白，脉浮大有力且数。我见状给她们讲："须住院治疗。"

其父说："我女儿在鄯善工作，开春时突然得了哮喘病，当地治疗无效。转到乌鲁木齐市自治区人民医院住院治疗，开始吸氧和激素雾化治疗有效，先后住院两次，体重增加了七八公斤，我们在家中可以吸氧，天天雾化不能停，就成了这个样子，我们想服中药治疗。"

我立即让实习学生王燕去针灸科取针，进行针刺大椎飞针法治疗。一分钟后，她长出一口气，喘息明显减轻，胸也不闷了。患者体质较好，4～5分钟后就不喘了，因患者有唇干口渴、便秘，予射干麻黄汤加生石膏、大黄7剂，大黄与药同煎，不后下，水煎服。他们父女坐在大厅椅子上等待取药，门诊护士长看见了说："我刚才见她喘得很厉害，现在不喘

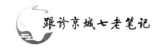

了，口唇也不乌了，效果这么快。"

3. 支气管哮喘案

2008 年 9 月，我在昌吉州中医医院老楼坐诊，两位女子扶着 50 多岁的母亲来到诊室，女儿说，他们是呼图壁县大丰镇的农民，患有支气管炎多年，最近受凉后母亲咳喘加重，打吊针不好，想服中药治疗。我观察到其母体质差，喘息很重，张口抬肩，面色灰暗，唇绀，喉中痰鸣音明显，痰白量多有泡沫，纳食很少，舌质淡，苔白腻，脉细数无力。我建议住院治疗，她说："我们没钱住院。"我就到对面针灸科取针，用了郭效宗先生的深刺大椎法，飞针 7 次，3 分钟后，哮喘明显缓解，我予小青龙加石膏汤 7 剂，他们就回家了。

2011 年 9 月下旬，我已搬到新楼二楼西侧坐门诊，当时有甘肃平凉医专针推班毕业生跟诊实习。上次来看病的那位女患者一个人来到诊室，喘息很重，上气不接下气，上次犯病的症状都有。我说："先坐下歇一歇，这是怎么回事？"她缓了一会儿说："都打工走了，我想挣点钱，在村里给人家摘棉花，因受凉又犯病了，打吊针把挣的钱花光了，病更严重了，所以我借了钱来找您。"我让学生扶她来到二楼东侧的针灸科，让她伏在床头，全身放松，用"针刺大椎飞针法"为她治疗。两分钟后，她胸闷减轻，接着长出一口气，又过了 2～3 分钟，喘息明显减轻。旁边的一位病人说："你们看，老大夫一针把她的病治好了。"我和学生陪他回诊室，由于患者吃饭很少，予小青龙汤加茯苓、陈皮、炒山楂、炒麦芽，7 剂，水煎服。因我的电脑无法收扎针费，就免收了她的针灸费。女患者说："我不知道怎样谢您，我给您鞠个躬。"我说："还有 70 公里路呢，安全到家就好。天气冷了，不能再受凉。"我对学生说："农民有病真难。"

4. 肺源性心脏病哮喘案

2017 年开春，我院针灸科郑医生在我诊室跟诊时，带其大伯从五家渠市前来求诊。患者郑某，男，76 岁。走到诊室门口时，我就能听到他喉中的哮鸣音，喘得很厉害，呼吸困难，张口抬肩，面青唇绀，痰声辘辘，黄白相间，饮食二便尚好，苔腻微黄，脉细数无力。家人讲："患者肺源性心脏病加重已 5 年有余，每年犯病好几次，每次都要到乌鲁木齐医学院一附院住院治疗，前几天受凉又犯病了，他侄女告知，来您这里求诊，想服中药治疗。"我用郭效宗老师的"刺大椎飞针法"治疗，患者长出一口气，胸闷减轻，2分钟后喘息减缓，5分钟后哮鸣音消失，接着面青唇绀明显好转。因痰多予麻杏石甘合射干麻黄汤加金银花、贝母，7剂，水煎服。后来患者又复诊2次，一次针刺大椎，一次未针刺大椎。病情逐渐好转，可以下楼到外面走走，有时还可以去市场买菜。

三、面瘫一周内患侧不可针刺

面瘫即面神经麻痹，又称"口眼歪斜"或"面部中风"。西医认为是茎乳突孔内急性非化脓性面神经炎，引起的周围性面神经炎，亦称贝尔麻痹。

【病因】

多为受寒着凉或头面部受冷风吹后而发病，也有人认为是与病毒感染有关。青壮年多发此病，常因受凉、感冒、劳累而诱发。另外，脑肿瘤，或脑血管意外，或外伤，也可以造成面瘫，但必有相应的症状表现，不难诊断。

【发病】

以口眼向一侧歪斜为主症。前一天受凉后，耳后乳突部位有疼痛或不适感，一觉睡醒来发现一侧面部呆滞、麻木、松弛，眼睛闭合不全，口角下垂，额纹消失，漱口漏水。严重者鼓颊漏气，咀嚼食物滞夹于腮部，患侧面肌跳动或瘫痪，口角歪向健侧，鼻尖歪，鼻唇沟平坦，说话变声，舌尖味觉消失，流泪，耳鸣，口干口苦，大便干，舌红苔黄，脉浮数等。

本病病程分三期。急性期，发病突然，一般为一周，也叫炎症期。恢复期为发病的第二周、第三周、或一个月以内。约有三分之二的病人可以在本病期恢复正常。后遗症期为第二月或第三月以后，虽经过治疗，仍有额部皱纹消失，眼睑下翻，口角歪斜，或口角歪向病侧（称倒错），说话变声等不能恢复，微笑时更加严重，并伴有情绪容易激动，烦躁，耳鸣，失眠等。

【预后】

本病的病变为面神经麻痹，可分为轻度麻痹、中度麻痹、重度麻痹三种类型。轻、中度麻痹的病人，经过治疗，绝大部分可以基本恢复正常。因为神经的再生功能很差，重度麻痹的病人虽经多种办法治疗，面神经的额支、或颧支、或下颌支仍不能恢复正常，留有不同的后遗症。

【治疗】

郭效宗先生讲："面瘫急性期，首先要面部保温，天冷要戴帽，带大口罩，血液循环好有利于面神经的恢复，这点非常重要。第二，面神经急性炎症期，面部患侧不可针刺，也不可电疗。我是研究"针刺麻醉"的，针刺有麻醉作用，这点是肯定的。急性期针刺患部，可加重面神经的麻痹。小儿脊髓灰质炎病，又叫小儿麻痹症。发病急性期有高热，医生给打针退热，打哪一侧臀部，那侧下肢就留下肢体瘫痪的后遗症。我调查过，从全国各地来研究所求治的、经久不愈的面瘫，几乎全部是在发病一周内，有面部患侧进行了多次针刺治疗的病史，部分病人，我们治疗 3～5 个月甚至半年仍不见好转，就是这个原因。不知为啥，'针灸教材'没有把这个问题讲清楚。即使是需要针刺治疗，也要针刺远端的穴位或健侧的穴位，我们有'交经缪刺，左有病而右畔取；泻络远针，头有病而脚上针'的理论，可以应用。"

（1）面瘫的急性期治疗，应以服中药为主。因本病多发于青壮年，体质较好，一般都有表证，属于外感风寒，内蕴湿热，治以荆防败毒散去羌活、独活，加黄芩、半夏、地龙、僵蚕、全蝎等，口舌干燥苔黄者加生石膏。

（2）面瘫的恢复期治疗，应以针刺为主。发病一周后，病情趋于稳定。症情以面部肌肉松弛不收，瘫痪不用，眼闭不全，口角歪斜为主要表现。根据面部症情选用穴位：地仓、颊车、迎香、四白、颧髎、阳白、攒竹、鱼腰、太阳、人中、合谷、列缺、曲池等。这些穴位要轮换针刺，每次只取 3～5 穴，留针 15～20 分钟。面部穴位宜浅刺、轻刺，取穴不能过多，针少则阳气生，针多则伤阳气。

恢复期的病人，常爱照镜子，心情急躁，内热便干，口干能饮，苔黄脉数，宜用防风通圣散 6～9 克，冲服全蝎粉 1.5 克，每日 1～2 次。可配合电针、理疗、按摩、推拿治疗。

（3）面瘫的后遗症治疗。面瘫重症，治疗两个月以上，仍有眼闭不全，或口角歪斜，笑时加重，情绪差，易疲乏，为邪去正虚或气血不足。针刺仍需依证选用恢复期的治疗穴位，加取足三里、三阴交、阳陵泉。久病入络，针法要深刺，以强刺激手法为宜。还可配合电针、理疗、推拿、按摩等。中药改用益气养血通络之法，如当归补血汤、玉屏风散、八珍汤等加蜈蚣、全蝎、天麻。

（4）先生对体质较好的面瘫后遗症患者，针刺曲骨治疗明显的口角歪斜，有一定的疗效，意在"泻络远针，上病取其下"。取穴：仰卧位，耻骨联合中间上缘凹陷处是穴（即在任脉脐下 5 寸）。针法：直刺 1～1.5 寸。做好消毒，用捣术或放散术强刺激约 1 分钟，不留针。

四、少商出血治失音

【取穴】

在拇指桡侧去指甲角 0.1 寸取穴，双穴。《针灸甲乙经》"在手大指端内侧，去爪甲角如韭叶。"少，小也。商，五音之一，肺音为商，为肺经井穴。经脉之经气从此外出，似小小流水。

【功效】

泄热开窍，利咽镇痉。

【主治】

天热或内热口渴，大口喝冰镇饮料后失音。生气或大喊后失声。

【针刺法】

直刺。①用 30 号 1 寸针具，先将针尖放在穴上轻压针体，当患者喊叫疼时，急速微向下，猛向前搓针，紧接着拇、食指分开，针即直立于穴上。②留针约 10 分钟后，医者拇指、食指捏紧患者拇指，从大鱼际处推向拇指第一关节，推 3～5 次后，使血聚集在拇指末端，呈微紫色，捏紧

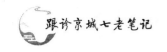
起针，有一滴紫血流出皮肤为度。③此刻教患者发音，先啊……有声……数一、二、三，即愈。

五、闪腰呃逆刺人中

【取穴】

人中又名水沟。在鼻唇沟（即人中沟）正中线上三分之一处取穴。《玉龙歌》："脊背强痛泻人中，挫闪腰酸亦可攻。"天气通于鼻，口食地气之五味。穴在天之下，地之上，人居其中，故名人中。

【功效】

醒神开窍。

【主治】

急性闪腰，腰痛不能动。呃逆（膈肌痉挛）反复发作，难停止。

【针刺法】

仰卧位，①医者左手拇、食指捏紧整个鼻唇沟，右手持针快速刺入皮下，针尖向上45度刺到鼻根处，针下微有抵抗时停针。②将针体向后转动半圈（180度）。此刻，针下沉紧，轻微用力，针退不出来。接着医者右手拇、食指捏住针柄，向后向上作飞针术3～6次，每次针体都有震动。③做第一次飞针术时，患者长吸一口气，有叫喊声，有一滴眼泪流出来。④针体向前推动半圈，起针。一般不留针，亦可留针5分钟。患者亦可带着针活动一下腰部。

六、斜刺迎香治鼻塞

【取穴】

在鼻翼外，鼻孔横线与鼻旁沟斜线之交会点取穴，左右双穴。《玉龙歌》："不闻香臭从何治，迎香两穴可堪攻。"《席弘赋》："迎香穴泻功如神。"迎者，遇也；香者，芳香之味。香气扑来鼻无觉，一针刺之即可知。

【功效】

散风清热，通利鼻窍。

【主治】

感冒、鼻炎之鼻塞不通，或张口用嘴呼吸。

【针刺法】

仰卧位，面朝上。用 31 号 2 寸针具，在紧靠鼻旁沟外迎香穴处，快速刺入皮下，继将针沿皮下顺鼻旁沟 45 度，推进至鼻根处，

进针约 1.5 寸，针下有抵抗即停刺。不可捻转提插行针，留针 15 分钟。起针后鼻塞可通，速效。

七、腰背疼痛刺殷门

【取穴】

俯卧位，双下肢平伸放松。在大腿后侧面承扶与委中的连线上，距承扶下 6 寸取之。《针灸甲乙经》："腰痛得俯不得仰，仰则恐仆。"

【功效】

疏通经络。

【主治】

腰背强痛，不可俯仰。

【针刺法】

医者左手拇指押紧穴处皮肤与肌肉，用气而不用力，指下有紧张感即可，右手持针直刺皮下，缓慢进针 1 ～ 1.5 寸，找感应点。若不得气时，要左右去找，不要上下找，即可有感应，固定针体。此刻，用提插术与捣术相结合之手法行针。患者感应大时，下肢有不自主地向上弹动，效佳。

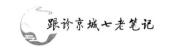

附：郭效宗针灸临床治疗歌诀（1959 年油印版手稿）

自　序

　　针刺疗法是我国医学宝库的一部分，它有着悠久的历史，而且在许多疾病的治疗上获得了良好的效果，在国内深受广大劳动人民的欢迎，就是在国际上也有很大的影响。这种疗法操作简便，经济省事，对有些病更有药物所不及的立竿见影的作用，因此值得发扬和大力推广。我是一个针灸工作者，从二十多年的临床经验中我体会到，这种疗法对常见病的适用范围较广，但对有些疾病效果不是那样有效。因而我认为针灸并不是万能的疗法。现我将临床经验中针刺疗法的适应证，扼要地以诗歌的简明形式编写成这本小册子，内容层次方面因限于写作水平低，不妥之处难以避免，但为了临床实际适用之助，大胆地拿出来交流经验，和大家见面，请同道们给以帮助和指导。

　　［按］本针灸歌诀有病名 115 个，若要全部背诵，很难。歌诀为郭效宗先生多年临床宝贵经验的总结，重点突出，疗效显著。其要旨为"辨病取穴"，翔实可靠。读者在临床应用时，可依据病名取穴治疗，是一个不错的选择。

1. 呼吸系统

（1）急性支气管炎

　　咳嗽吐痰实难当，璇玑喉旁提插凉，风门尺泽反复泻，大椎合谷配迎香。

　　胸闷刺痛内关强，吐痰喉痒天突康，扶突喘息要平刺，中脘气户泻胸乡。

（2）慢性支气管炎

咳嗽喉旁廉泉安，气短身重丰隆宣，气舍肺俞去施补，合谷人迎阳陵泉。

腹胀胸闷中脘撚，鱼际三里能安眠，吐痰大杼风门补，地机脾俞补心肝。

（3）喘息性支气管炎

实型发作期：

鼻塞胸憋扶突通，喷嚏流泪印堂灵，喉鸣廉泉天突用，气喘大杼肺俞同。

胸闷刺痛内关攻，痰涎阻塞喉旁容，腹泻天枢中脘补，鼻唇干燥海泉终。

背部酸痛配殷门，肺俞风门驱邪风，大便干燥支沟泻，凉水洗鼻能强身。

虚型发作期：

怕冷感冒大椎煙，行动困难三里应，气喘难当天突泻，喘息脾俞泻丰隆。

痰多胸满内关沉，大杼风门要常针，腹泻中脘天枢补，气舍喉旁补阴陵。

经常感冒风池容，大椎曲池中脘群，气短不续肾俞补，胃脾肝俞常不空。

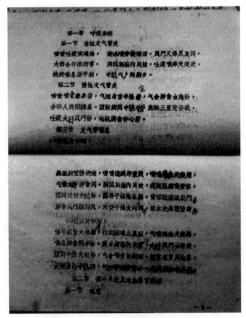

图6-1 1965年郭效宗针灸歌诀

2. 循环系统及造血器官疾病

（1）休克

全身发绀审内关，四肢冰冷压承山，血压不得合谷补，反射消失人

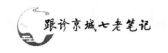

中寒。

瞳孔失灵百会还，术后昏厥十宣连，冷汗淋漓复溜泻，口闭吐沫海泉关。

（2）静脉曲张

下肢酸沉秩边行，肩髎委中交叉频，怒张血管不多刺，每逢出血针近邻。

站立出血不伤身，轻刺感传见奇功，阴陵曲池轻平泻，地机间使多留针。

（3）心绞痛

胸闷气短公孙热，丘墟内关膈俞歇，人迎心俞膻中补，中脘静穴交叉多。

头晕心烦人中搓，风府间使攻列缺，外丘气穴中冲泻，天柱神门筋缩泄。

气穴：脐下三寸，旁开五分处是穴，别名胞门、子户。

（4）贫血

眩晕烦渴内关撚，四肢厥冷阴陵泉，合谷公孙三阴交，全身疲劳补秩边。

呼吸气短中脘添，食欲不振巨虚贤，大便秘结支沟泻，天枢膈俞大椎连。

心悸亢进人中寒，耳鸣听会完骨捻，全身无力关元补，月经不调归来选。

（5）高血压

头晕风府外丘常，心烦失眠内关强，神门行间多施补，中脘巨虚加印堂。

颈项不适风门凉，大便干燥支沟康，偏侧难受扶突补，环跳殷门配迎香。

（6）阵发性心动过速

心慌烦躁内关详，人迎大杼提插强，胸闷气短丘墟补，中脘气舍也

204

辉煌。

（7）脑血管痉挛

头痛光明外关游，语言障碍海泉求，偏瘫消泺秩边泻，内观人中别怅惘。

颈项强直补复溜，心烦眩晕泻外丘，失眠多补三阴交，中极曲池不罢休。

（8）风湿性紫斑

风湿结疖痛可怜，人迎胃俞环跳安，关节窜痛扶突平，头晕疲劳中脘兼。

周身酸痛如火煎，中脘秩边消苦颜，曲池鹤顶气舍补，呕吐地机泻内关。

皮下出血三足寒，膈脾肝俞一起撚，全身怕冷曲池补，大椎公孙殷门旋。

3. 神经系统疾病

（1）神经性头痛

偏痛四渎阳陵穴，顶痛风府中脘诀，全痛风池照海选，公孙曲池外丘协。

头晕风府泻巨阙，恶心呕吐内关热，耳鸣眼花神庭泻，听宫听会人中决。

（2）神经衰弱

头晕中脘风府着，心烦人中关列缺，失眠通里三阴交，健忘风府四白约。

恶梦大陵天柱搓，疲劳遗精中极和，身热出汗复溜解，安神心俞不可缺。

（3）癔病

气闭内关三阴交，僵硬人中丘墟桥，烦躁不安神门定，人事不省中脘摇。

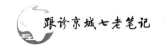

胡言乱语扶突高，哭笑少商隐白敲，头晕眼花针神庭，二便不通气海消。

（4）胃肠功能紊乱

刺痛内关顺胃肠，胀痛上脘公孙强，食前后痛关元究，人中照海收效良。

食欲减退膈俞当，嗳气呕吐气舍藏，胸胁膨满地机泻，中极天枢辅助忙。

（5）神经性呕吐

冷热胃胀攻内庭，吐酸阳池肝俞筋，呃逆气舍章门灵，胃痛内关加阳陵。

四肢清冷合谷循，胃肠胀气中极承，食入不化灸天枢，吐泻玉液金津平。

筋：筋缩。灵：青灵。承：承光。

（6）膈肌痉挛

胸闷气逆针内关，噫气呕吐章门寒，四肢厥冷气舍泻，中脘地机补二间。

胸背酸痛配承山，烦躁不安膻中牢，胸腹胀满丘墟通，口苦痰涎间海泉。

（7）小儿麻痹

先驱期治疗要诀：

发热不解大椎当，全身不适扶突降，头痛咽痛大杼泻，呕吐内关中脘强。

麻痹前期治疗要诀：

嗜眠昏迷风府良，出汗不止复溜当，肢体痛麻人迎找，食欲不振中脘康。

麻痹期治疗要诀：

肢体迟缓扶突帮，上肢麻痹消泺详，心膈大杼曲池泻，委中环跳阴陵长。

恢复期治疗要诀：

肢体瘫痪大杼忙，下肢麻痹曲池旁，秩边消泺环跳泻，肾膈脾俞配飞扬。

后遗症期治疗要诀：

上肢麻痹秩边行，曲池臂臑支沟扬，肩井肩贞合谷补，陶道外关配膀胱。

下肢麻痹天鼎梁，八髎殷门昆仑张，环跳阳陵丘墟补，绝骨风市配玉堂。

颜面麻痹刺迎香，翳风太阳补承浆，列缺丘墟多补泻，风池阳白配地仓。

大肠麻痹照海翔，中极水道补步廊，大便不解阴陵泉，合谷公孙补库房。

小便潴留关元方，地机水道补长强，人中上脘膀胱补，水分中极补冲阳。

（8）半身不遂（脑出血后遗症）

神志昏迷针环跳，人中内关泻八髎，失语喉鸣廉泉泻，遗尿中极三阴交。

心烦生气内关中，失眠肢麻通里烧，秩边扶突通经络，委中消泺风门高。

（9）舞蹈病

面部抽动听宫拦，风池太阳四白寒，摇头伸颈天柱泠，头晕目眩阳陵泉。

肢体抽搐扶突安，环跳秩边再开难，消化不好中脘烧，颈项申脉绝骨酸。

命门百会能安眠，大椎地仓三里甜，全身不适人迎招，大便干燥支沟单。

（10）面神经麻痹

炎症期：

头面不适四渎扎，耳道流泪锁骨滑，口角流涎巨虚使，多泻合谷手指麻。

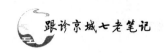
麻痹期：

翳风能治口角斜，睛明鱼腰颊车插，鼻唇消失四白好，听宫迎香人中刮。

恢复期：

曲骨中脘公孙承，风池合谷天窗沙，大椎三里多用补，丘墟听会承浆插。

（11）神经根炎

腰骶痛剧委中开，翻身困难委中来，上髎腰眼轻捻转，扶突大杼无嫌猜。

下肢痛剧郄门催，四渎承山项转回，居髎风门腰俞泻，昆仑绝骨加大椎。

（12）腓肠肌痉挛

小腿抽筋循秩边，小腿屈曲间使寒，伴有痛剧殷门泻，曲泽静穴配外关。

静穴：在郄门穴上一寸是穴。

（13）坐骨神经痛

腰部作痛大杼筹，荐肠关节委中收，腓肠肌痛郄门纠，坐骨痛疼阳陵酬。

髋痛牵引肾俞游，关节酸痛居髎求，行走不便扶突泻，肩髃风市环跳沟。

咳嗽腿痛风门头，跗骨作痛泻外丘，腘窝痛剧找曲泽，秩边殷门报晓收。

（14）精索神经痛

阴囊痛剧中极平，维道归来然谷行，八髎长强阴陵泉，照海内关睾丸灵。

（15）臂丛神经痛

臂痛扶突散术撚，肩贞深透至极泉，天鼎大杼交叉用，消泺巨骨轻泻繁。

人迎肩髎感传连，心俞列缺阳陵泉，居髎环跳交替补，昆仑申脉金门贤。

（16）面神经痛

部位不同取穴难，患侧痛剧健侧兼，相应部位审穴好，上下交叉互相牵。

痛疼之处轻刺寒，健侧强刺热出现，多施留针效果好，内关通里天柱眠。

（17）情感性精神病

口闭不开天鼎良，海泉曲骨合谷帮，胡言乱语人中泻，情绪激动丘墟当。

失眠天柱风府光，太乙大陵神门康，解除因素能促效，照海中脘曲池详。

恐惧静穴配胸乡，膏肓肝俞如冰凉，打闹不静三阴交，扶突强刺收效强。

光：光明。

（18）神经性耳鸣

头晕风府中脘强，耳鸣不止听会良，耳门翳风听会泻，内关支沟光明当。

（19）重症肌无力

全身无力寻扶突，殷门环跳大椎助，风府腧穴多刺补，消泺内关阴陵补。

廉泉喉旁曲骨主，照海郄门加气户，天突四白鱼腰问，申脉四渎不失乎。

（20）肋间神经痛

两肋痛剧泻内关，呼吸困难丘墟寒，膻中乳根配行间，腹部归来问安然。

心烦急躁人中看，胸憋照海中极宣，压痛要找消失点，阿是轻刺良点贤。

209

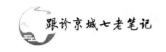

4.消化系统疾病

（1）胃及十二指肠溃疡

中脘梁门调胃肠，百会支沟通便方，气海天枢驱胀满，饥痛内关公孙常。

三星太乙顺气畅，头晕纳差中脘凉，吐便血症二白好，地机巨虚增健康。

（2）急慢性胃肠炎

腹鸣天枢三阴交，腹胀中极公孙消，里急后重关元找，肛门灼热百会髎。

冷气攻心然谷高，腿软无力郄门烧，口干烦躁海泉泻，巨虚肾俞不相绕。

寒症天枢神阙燎，合谷三里水道捞，热证委中曲泽泻，气穴水分归来叨。

（3）肠梗阻

肚腹绞痛照海求，呕吐腹胀外陵留，紫绀烦躁内关审，坐卧不宁针外丘。

中极天枢配复溜，扶突中脘自然收，吐粪不止加气海，地机三里天柱头。

头：头维。

（4）急、慢性阑尾炎

腹部痛剧巨虚收，恶心呕吐内关由，发热发冷曲池好，地机公孙天枢留。

心烦紧张泻水沟，右腹压痛补商丘，反跳痛疼归来灵，照海维道不发愁。

（5）急性胃扩张

腹部胀满照海期，内关大杼笑展眉，膈俞气舍强刺泻，关元归来地机时。

紫绀气短人中命，天鼎大椎解气急，坐卧困难泻静穴，绝骨大横奇效侍。

（6）幽门梗阻

上腹胀满针气海，胃痛内关巨虚倍，吐酸筋缩肝俞补，阳池中脘不离轨。

呕吐大横公孙揣，内关梁门天枢累，嗳气章门三阴交，金津玉液增效美。

（7）消化不良

口腔溃烂心烦躁，海泉听会内关间，中脘天枢气海泻，地机曲池并外关。

口苦吞酸多闷颜，面黄肌瘦上脘安，神阙加灸补地机，梁门下脘胃俞宽。

（8）痔疮

肛门刺痛百会凉，大便出血委中降，二白关元常去泻，五枢维道配长强。

出血不止系带刺，曲骨隐白少商医，腰俞大肠期门泻，龈交人中合谷宜。

（9）小儿腹泻

表情烦躁内关安，啼哭不止人中兼，腹泻膨胀天枢问，四肢发热公孙寒。

呕吐打嗝膈俞散，抽搐合谷公孙撚，消化不好中脘补，三里曲池常不干。

（10）习惯性便秘

腹痛便秘百会凉，照海支沟阳陵畅，中极中脘天枢详，大肠外陵压按康。

膈胃脾肾补多良，三里曲池诱导长，气海上脘放散强，扶突曲骨大椎当。

（11）神经性食管痉挛

咽食上反喉旁神，食管刺痛海泉针，打嗝气舍内关补，丘墟中脘添

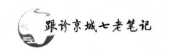

阳陵。

胸痛呕吐加公孙，腿软无力补承扶，三里曲池提插补，廉泉天突不放松。

（12）胃酸过多

吐酸反胃阳池翔，肝俞筋缩会一方，膈俞内关肩中俞，中脘然谷配玉堂。

玉堂：属任脉，平第三肋间隙处是穴。

（13）术后肠麻痹

腹胀难受然谷消，内关上脘来逍遥，天枢外陵关元补，巨虚内庭扶突召。

神阙气穴施灸烧，胸闷便难三阴交，食欲不振中脘补，三里人中配百劳。

（14）直肠脱垂

腹部下垂步难行，曲骨长强百会逢，横骨维道归来补，少商隐白人中攻。

（15）脱肛不收

脱肛百会长强求，委中合谷二白留，人中承浆急速刺，曲骨归来海泉收。

5. 肌肉与关节疾病

（1）风湿性关节炎（痹证）

行痹窜痛针扶突，恶寒发热秩边掳，活动受限人迎泻，背痛殷门胃俞服。

髋骨剧痛大杼补，膝痛曲池八髎数，肘痛鹤顶髀关问，肩痛申脉阳陵停。

关节红肿周围处，经常感冒合谷付，消化不良足三里，失眠疲劳通里堵。

痛痹曲池膝眼除，怕冷阿是灸痛独，肾俞风门大杼攻，委中环跳居髎足。

（2）类风湿关节炎

关节受限针秩边，手足不灵公孙兼，周身痛酸扶突治，肌肉萎缩灸承山。

腿软无力郄门牵，风门八髎绝骨全，关节肿痛刺周围，步行困难阴陵泉。

心烦失眠泻内关，消化中脘天枢捐，阿是轻刺交叉泻，四肢躯干相应还。

（3）肩关节周围炎

肩痛申脉腕骨同，肩膊困酸泻风门，扶突巨骨居髎泻，大杼光明阳陵成。

肩贞极泉透一通，肩髃天髎有奇功，昆仑阴谷刺健侧，肩井曲垣始有终。

（4）腰扭伤

腰椎痛疼大椎泻，酸沉放散肾俞康，翻身困难委中泻，艾火灸痛效果强。

髋骨不舒五枢墙，维道腰眼并大肠，秩边命门要施补，郄门大杼医腿良。

（5）扭伤性关节痛

关节受伤扶突瞻，局部循刺按节环，曲池阳陵风市好，委中消泺配承山。

患部轻泻病安然，巨骨肩髃配外关。相应部位多施补，风门中封公孙寒。

（6）急、慢性颞下颌关节炎

咀嚼困难问听会，下颌痛剧翳风贵，张口有声下关泻，张开困难太阳晒。

关节炎症听宫配，神经痛疼四渎快，胃肠障碍中脘平，神经麻痹周

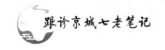

围催。

四肢麻木扶突赛。半身不遂环跳赖，公孙合谷调气血，颊角天容不除外。

（7）肌肉风湿症

肌肉痛剧实难堪，人迎殷门治疗宽，膈脾胃俞施散术，曲池环跳紧接连。

大杼中脘天枢寒，消泺盆腔解臂酸，委中阳陵居髎补，支沟合谷阳陵泉。

（8）书写痉挛

手颤痉挛心膈俞，支沟承筋共扶突，郄门内关公孙补，曲池阴陵能解除。

（9）习惯性脱颌病

关节脱颌闭口难，先复脱位听会卸，听宫翳风合谷泻，维道气穴横骨攀。

关节鸣响审穴见，局部轻刺远强箭，耳门下关天容好，内关居髎添三间。

6. 妇科疾病

（1）妊娠呕吐

食欲不振三里许，呕吐内关中脘取，头晕疲乏风府补，海泉曲池好无比。

心跳出汗泻内关，厥阴心俞人迎搦，胸胀心烦通里泻，百劳风府复溜暄。

胸闷气短中脘寒，照海天柱补行间，至阳公孙丘墟补，失眠神门大陵添。

（2）子宫脱垂

子宫脱垂急忧惶，分泌增多针少商，中极维道扭机转，曲骨巨虚好奇方。

腰腹痛疼度天窗，太冲命门大杼凉，头晕疲乏风府信，气短肢麻益长强。

（3）崩漏

头晕眼花针神庭，淋漓不断百会临，合谷隐白中极照，人中承浆肝俞深。

腹胀腰痛委中平，两髋酸痛维道清，腹痛下垂归来泻，汗多尿频泻清冷。

清冷：即清冷渊。

（4）功能性子宫出血

腹部痛剧内关飞，血流合谷百会晖，中极轻刺阴道麻，隐白少商速刺归。

（5）闭经

月经闭止归来撚，中极曲骨大赫煊，腹胀疲劳三阴交，膈肾气海中脘瞻。

头晕心烦风府寒，内关人中天柱眠，腰酸腿软大杼补，天枢横骨连绵绵。

（6）子宫内膜炎

髋骨酸痛盆腔沸，腹部痛剧维道波，五枢居髎多施补，云门中府莫蹉跎。

荐骨痛疼委中多，大椎风门不离歌，八髎腰眼行乐处，巨骨肩髃横骨啄。

（7）输卵管炎

腹痛去泻盆腔穴，归来气海调气血，腹胀胃满扶突补，地机间使中极乐。

髂骨窝痛维道和，志室痛点膏肓澈，审好阴阳定预后，相应良点乐欢合。

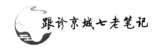
（8）月经过多

来潮过多百会点，合谷速刺不能缓，中极人中轻捻转，巨阙阳陵多往返。

（9）月经过少

月经过少曲骨热，水泉阴陵加灸着，曲池外丘横骨益，归来维道照海瘥。

（10）滞产

发生滞产人中灵，合谷至阴百会寻，维道后溪强重刺，深刺多补足独阴。

独阴：在足次趾里侧第二节横纹中是穴。

（11）白带

白带中极三阴交，承浆归来维道消，腹胀外陵气冲好，肾俞曲骨加八髎。

（12）产后子宫收缩不全

恶露不断三阴交，中极五枢补八髎，宫缩痛剧人中泻，合谷承浆提插壕，

腹胀难忍内关消，腹痛照海要记牢，食欲不好中脘好，天枢三里阴陵摇。

7. 五官疾病

（1）过敏性鼻炎

鼻痒印堂天柱援，鼻窒迎香风池连，天牖上星理鼻唇，流涕鼻塞扶突安。

伤风不解大椎添，咳嗽痰涎针廉泉，凉水洗鼻能奏效，气虚合谷配承山。

咽痛哮喘大杼兼，舌唇干燥寻海泉，风门肺俞去调理，三里人中常不干。

（2）梅尼埃病

心神不定内关湮，痰热闷瞀风门关，眩晕有汗神庭配，七情创伤人中兼。

流泪耳鸣听宫宽，眼黑生花风府翻，上实下虚中脘定，眩晕恐惧丘墟绵。

（3）急性结膜炎

眼痛瘈脉臂臑针，怕光红肿泻委中，结膜充血太阳泻，脓性分泌睛明存。

（4）视神经萎缩

黑花茫茫针四白，头晕目花神庭规，视物不清配睛明，风池鱼腰补大椎。

瘈脉曲池接大赫，三里曲宾印堂辉，膈脾肾俞调气血，光明角孙阳白归。

（5）急性扁桃体炎

咽物痛剧泻合谷，人迎鱼际大杼辅，全身不适扶突攻，咽喉干燥廉泉除。

（6）牙周炎

牙痛不适泻丰隆，天鼎大迎奇效真，合谷内关阳陵泻，听会四白添昆仑。

（7）舌炎

舌尖灼痛大椎冰，红肿颗粒海泉平，弥漫炎症泻大杼，中脘合谷喉旁盈。

（8）衄血

衄血原因复杂多，全身症候要结合，血管硬化上星补，内关地机神门乐。

高血压病神庭悦，印堂三里泻列缺，头晕中脘风府泻，肢麻合谷公孙穴。

心脏病变内关沸，百会通里迎香诀，胸闷背酸殷门泻，浮肿水分阴

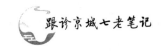

陵歌。

肾脏有病肝肾别，中都太溪内庭落，小便困难中极泻，腿肿膀胱秩边灼。

血液性状少商列，鼻干风池印堂劫，大椎血海上星补，内关光明担截结。

（9）神经性耳聋

听力障碍苦难言，听会耳门翳风关，临泣内关中都泻，天容听宫添廉泉。

药物致聋心更酸，听力恢复难上天，瘈脉液门经常刺，百会临泣天柱瞻。

（10）视网膜出血

视力不清泻睛明，头痛头晕风池寻，太阳四白鱼腰冷，出血委中臂臑牖。

失眠心烦内关灵，眼球肿痛中脘冰，印堂天柱风门好，气海外丘泻阳陵。

（11）夜盲

视物不见四白摇，风池肝俞三阴交，太阳臂臑上星泻，睛明鱼腰童子髎。

光明曲池见效高，中脘三里命门烧，角孙曲宾丝竹空，临泣阳白神庭召。

（12）角膜疱疹

疱疹痛剧连心尖，鱼腰四白太阳寒，针后胡壳多施灸，臂臑瘈脉委中撚。

胡壳：将核桃壳劈两半，以黄连水浸泡2小时，闭眼，扣眼皮上，艾卷灸半小时，每日2次。

（13）职业性喑哑

喉干痛剧大杼凉，喉旁廉泉曲骨祥，曲泽天鼎人迎泻，合谷公孙天柱当。

喑哑天窗听会唱，液门天容扶突降，中脘人中交叉补，鱼际内庭加印堂。

（14）角膜溃疡（匐行性角膜溃疡）

羞明流泪睛明攻，兔眼角膜鱼腰沉，痛剧刺激灸瞳孔，臂臑瘈脉风池松。

结膜充血泻委中，头晕不适针角孙，印堂玉枕百会泻，中脘曲池加昆仑。

（15）卡他性角膜溃疡

角膜刺激泪不干，少商隐白睛明撚，睁眼施灸瞳孔好，四白鱼腰攒竹寒。

溃疡不愈合谷添，照海命门阳陵泉，大椎膈肝肾俞补，胡壳灸眼紧相连。

（16）电光性眼炎

羞明流泪泻睛明，鱼腰临泣风池寻，四白太阳丰隆泻，桃壳灸眼效果灵。

痛剧公孙瘈脉冰，不能闭眼臂臑清，风池上星中脘平，水泉攒竹金门攻。

（17）急、慢性泪囊炎

内眦紧张泻睛明，痛剧风池泻阳陵，发热肿胀四白好，人中合谷迎香清。

泪囊压痛凉水浇，扶突天柱肝俞取，横骨中极提插泻，列缺三里绝骨逢。

（18）睑缘炎

溃疡眼睑四白求，人中印堂太阳留，脓疱眼睑桃壳灸，光明曲泽鱼腰收。

湿疹眼睑泻蠡沟，曲池完骨泻复溜，鱼腰睛明提插补，消泺中都不担忧。

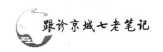

（19）痒疹

痒疹结节人迎瘼，搔抓不绝殷门歌，四肢伸侧相应取，环跳阳陵感传波。

头颈颜面风池过，合谷公孙要配合，腘肘窝部相应用，曲泽委中上下接。

8. 皮肤病

（1）带状疱疹

水疱剧痛实难堪，合谷曲池配秩边，局部蔓延周围刺，环跳扶突能安然。

湿热壅滞调理端，风府大椎阴陵泉，局部刺泻解热寒，委中郄门消泺散。

（2）湿疹

刺痒难忍扶突降，环跳维道髀关强，曲池中脘三阴交，三里消泺保健康。

发痒失眠泻膏肓，神门委中支沟良，阳陵曲泽分补泻，合谷公孙配少商。

（3）荨麻疹

搔痒扶突环跳真，影响失眠三里春，全身发痒人迎载，消泺委中建里亲。

消化不良曲池珍，风市髀关势绝伦，心烦内关针人中，胃俞郄门大椎巡。

（4）神经性皮炎

灼灸痒处很舒服，周围针刺能消除，远距扶突环跳泻，经常施点不孤独。

局部拔罐效突出，刺后拔罐日日筑，发作前期把针灸，轮转治疗莫出入。

9. 泌尿生殖系统疾病

（1）遗尿症

夜间遗尿补承浆，水道中极配膀胱，白天淋漓泻阴交，合谷肾俞加长强。

（2）阳痿

全身无力补秩边，早泄腰眼志室行，阴茎不举睾丸灵，中极内关阴陵泉。

腹线触条医治难，曲骨人中解心烦，失眠要补三阴交，绝房百日渡疗关。

睾丸灵：曲骨旁开一寸，横骨旁开五分是穴。

（3）尿潴留

腹胀气短致命绝，曲骨照海强刺灭，维道膀胱多补泻，内关中脘火化雪。

尿急不解气海乐，水道外陵相聚结，汗流支沟三阴交，人中承浆中极活。

（4）急性睾丸炎

恶寒高热横骨散，五枢维道中极寒，睾丸痛剧三阴交，中极归来秩边甜。

腰酸腿痛泻承山，郄门曲池紧相连，大杼八髎长强泻，海泉人中配关元。

（5）膀胱炎

小腹胀痛承浆处，膀胱小肠肾俞付，便时痛剧中极泻，会阴加灸排尿出，

腰痛八髎腰眼护，五枢人中配承扶，归来大横放散好，水泉关元内关补。

（6）膀胱痉挛

尿意急迫苦难言，人中内关中极先，小便淋漓三阴交，痛剧归来加秩边，

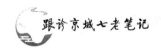
尿闭困难八髎端，失神汗出补阳关，印堂神庭能施补，曲骨气至配承山。

（7）尿道炎

尿道微痛泻人中，气海维道横骨通，阴茎尖痛素髎问，荐骨痛剧腰眼真。

会阴刺痛长强军，照海承浆劫邪风，分泌过多睾丸灵，全身瘦劳三里存。

（8）阳亢证（阳强不倒）

阴茎不收中极麻，肾俞膀胱人中插，承浆神庭睾丸灵，大都神门静穴夹。

头晕心烦中脘夸，内关龈交五枢刮，志室膻中百会问，长强秩边海泉扎。

（9）遗精

腰酸腿软头晕眩，中极承浆配秩边，大杼风府志室补，八髎阴廉阴陵泉。

四肢无力郄门兼，虚汗阴交复溜权。恶梦多泄天柱好，通里内关医心烦。

10. 传染性疾病

（1）疟疾

发热发冷刺至阳，头晕嗜眠泻承光，食欲不振足三里，日日发作间使详。

肢麻身重扶突香，内关公孙效果强，出汗不止合谷稳，复溜大椎增寿昌。

间日发作陶道乡，便干疲劳泻大肠，关元天枢丰隆用，呕吐失眠内关降。

（2）霍乱

腹泻中脘天枢君，呕吐三里内关惊，恶心烦躁无聊处，肌肉痉挛委中鸣。

头晕风府中脘音，肌肉酸痛人迎臣，虚脱承山内关补，丘墟公孙补阴陵。

（3）急、慢性痢疾

发热内关效无穷，腹痛外陵气海逢，里急后重归来泻，中极阴陵冷冰冰。

头晕心烦泻光明，肛门灼热泻阳陵，消化不好中脘和，天枢三里力去争。

（4）百日咳

咳嗽不止风门凉，流清鼻涕扶突降，风池大杼多益泻，璇玑膻中鸠尾康。

肺俞喉旁廉泉当，流泪羞明臂臑强。膏肓厥阴中脘补，曲池三里健胃肠。

（5）流行性腮腺炎

腮腺肿大翳风听，咀嚼困难合谷然，肿胀热痛颊车泻，内关中冲昆仑援。

睾丸肿大横骨连，下垂发热维道端，行动痛剧三阴交，腰眼人中并海泉。

听，指听会穴。然，指然谷穴。

11. 内分泌疾病

（1）甲状腺肿

呼吸困难喉旁功，翳风天柱好无穷，心跳失眠内关获，人迎气舍扶突通。

全身虚弱三里神，天突廉泉好神门，性情急躁人中泻，丘墟阳池泻中封。

汗出鱼腰配昆仑，眼球外突丝竹空，肿物消失阿是用，天容大椎加天牖。

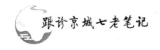

（2）乳腺炎

乳头痛剧极泉摇，曲池心俞肿胀消，膻中乳根玉堂泻，地机配合三阴交。

（3）催乳

乳汁缺乏补膻中，疲劳极泉泻中封，乳根玉堂曲池好，肺心肾俞添丰隆。

体弱三里内关存，失眠天柱风府真，中脘天枢气海补，阴陵支沟并公孙。

12. 其他疾病

（1）感冒

周身酸痛扶突降，头痛风池合谷凉，大椎风门泄痰火，咽痛大杼鱼际良。

身热不解环跳帮，鼻涕寒阻天鼎光，食欲减退丰隆助，流泪睛明不彷徨。

（2）中暑

猝然昏倒内关张，不省人事十宣强，冷汗人中合谷敛，三里涌泉少商忙。

（3）咳嗽

外感咳嗽针风门，发热恶寒泻丰隆，鼻塞扶突大椎泻，咽痛大杼合谷神。

内伤咳嗽肺俞攻，干咳喉痛廉泉存，咳嗽痰多尺泽补，天突膻中膏肓荣。

脾俞中脘泻痰脓，鱼际太溪中渚成，喉旁气舍顺气畅，胸痛憋闷内关通。

（4）腱鞘囊肿

活动受限心膈俞，肿胀周围留针除，相应部位定补泻，列缺绝骨透深伏。

肿物手压循回刺，曲池阳陵舒筋骨，肿物针上加艾灸，环跳扶突更强俘。

（5）小儿夜惊症

啼哭不止内关刮，恐惧神门人中插，中脘百会多施灸，少商公孙大椎佳。

（6）黄疸

发热恶寒肝脾俞，胸痛腹胀阳陵知，厌食不进胆膈泻，中脘地机照海时。

四肢麻木人迎友，浮肿水分阴陵滋，呕吐恶心气舍补，曲池三里外丘促。

（7）落枕

颈项活动受限制，申脉扶突绝骨治，头痛背酸四渎泻，风门阳陵配风池。

（8）夜游症

夜间活动自不知，中脘风府人中滋，心烦疲劳内关补，百会通里不失时。

（9）鸡眼

远距针刺局部灸，刀割硬皮效才有，坚持治疗有奇效，灼至充血不担忧。

第七章
袁鸿寿校释《标幽赋》，发前人所未发

　　袁鸿寿（1909—1990），吴江区（原吴江县）人，九三学社社员，教授。1930 年毕业于南京中央大学文学院。后赴法国、比利时、荷兰深造，获拉哀特大学文学博士学位。旅法期间，结识周恩来，曾担任二战蒙哥马利元帅的汉语教师。中华人民共和国成立后，曾在中国科学院历史研究所第一所、北京中医学院医古文教研组、新疆医学院中医教研组、北京国际关系学院法语系、河北大学编译室、河北职工医学院工作。鸿老涉猎学科广泛，对中国文学史、中医史、中医针灸、佛学史、诗词等研究颇深。医门代表作有《标幽赋校释》《窦汉卿及其著作考》《黄帝内经源流考》等。

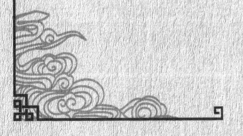

引 言

　　赋者，文体名之一，即古诗的一种。讲究文采、韵节，并具有诗歌的特点，有很多赋是可以歌唱的。赋形成于汉，盛行于元。歌赋本身就是语言的升华，文法的精炼，诵读起来好听。针灸歌赋不胜枚举，是古医籍中的绝作，其间倾注着针灸家们的心血，不仅实践内容丰富多彩，而且，其在汉语文学方面，不论结构、格律、文字，都堪称是中医学中有代表性的佳作之一。

　　针灸治病，源远流长，已有数千年历史。纵观传承下来的针灸著作，凡两大类。其一，理论著作者广，包括经络循行及穴位主治等，多深奥难读，若想精通更难。其二，针灸歌赋者绝，多记载临证经验之精华，简明扼要，突出重点，实用价值高，并且便于诵读记忆。其流传至今日者，约有七八十首，多散见于中医著作中。

　　袁鸿寿老师给我们60级学生讲《医古文》课，我课余在老师家中，跟先生学习古诗词时，正值先生撰写《标幽赋校释》，袁老很高兴地给我和柴志荣同学讲解了他的新著。今据当年笔记整理出《标幽赋注释》，传给我的规培学生。

　　窦汉卿，名杰，河北肥乡人，生于金·承安元年（1196年），进入元朝改名默，字子声，逝于元·至元十七年（1280年）。死后追赠太师，故后人尊称他窦太师。窦氏师承蔡州（今河南汝南县）名医李浩，学习铜人针法有成，回原籍从事医疗和教学工作，是金元时期的著名针灸医学家。

　　窦氏名著《针经指南》，是后人为其编集的，内容丰富，其针刺手法起到了承前启后的促进作用，很多医家对其进行了传抄、注释与发挥。此书单行元代刊本现已不存，明代刊本甚多。《标幽赋》载其卷首，次载《通玄指要赋》（又称《流注指要赋》），"二赋"是历代习诵针灸歌括书籍的首选之篇。虽曰启蒙便读之作，确有真识卓见存乎其间。习针灸者，不

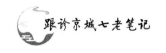

可不读。

针灸歌赋中，享有盛名之佼佼者，首选窦氏著之"标幽赋"，其特色鲜明，独树一帜，流传甚广，影响巨大。此赋仅有 1426 个字，言简意赅，取歌赋体裁，通俗易懂，内容却十分丰富。《标幽赋》是自《黄帝内经》以来，有关针刺理论与针刺手法的总结，其不失为一篇精辟的针灸学纲要。习针灸者要捷足先登，众多疑问，可迎刃而解。

《标幽赋》重点阐发针灸与经络、脏腑、气血的关系，以天人相应的思想，论述经气的流注，经脉的气血多少，并总结出针刺的取穴、手法、得气，以及针刺注意事项、禁忌的临床体会。窦氏描写针刺得气的体会与针下辨虚实的候气方法可谓大道至简，如"轻滑慢而未来，沉涩紧而已至。既至也，量寒热而留疾；未至者，据虚实而候气。气之至也，如鱼吞钩饵之浮沉；气未至也，似潜处幽堂之深邃。气至速而速效，气至迟而不治""左手重而多按，欲令气散；右手轻而徐入，不痛之因"。窦氏这种描述，独领风骚，实为发前人所未发。

窦氏在《针经指南》中，把针刺的基本手法归纳为"下针十四法"，即动、摇、进、退、搓、盘、弹、捻、循、扪、摄、按、爪、切，实为对《黄帝内经》辅助针法的发挥，大大充实了针刺手法的内容，也是窦氏经过多年的临床实践总结出来的独特见解。

窦氏《标幽赋》传流甚广，袁鸿寿先生选了有代表性的五个版本进行了讲解。惜各版本略有出入，各家注释亦有不同，以传抄杨继洲版本为众，高校针灸学教材所选用的《标幽赋》为杨继洲《针灸大成》所载。

袁鸿寿先生所选《标幽赋》的五个版本如下：

1. 王国瑞（王瑞菴）《扁鹊神应针灸玉龙经》（1329 年）。

2. 朱橚（周定王）《普济方》（1406 年）。

3. 徐凤（徐廷瑞）《针灸大全》（1439 年）。

4. 张景岳（张介宾）《类经附翼》（1624 年）。

5. 杨继洲（杨济时）《针灸大成》（1601 年）。

先生讲《针灸四书》（窦桂芳）本与朱本同源，王本、徐本、杨本各有注，杨、徐二注小有出入，王、徐二注分歧处不少。窃遹旧说，融而释之。庶几先正（贤也）之学，复归于原。其不知者，盖阙（缺）如也。

标幽赋

《标幽赋》篇名释：窦太师想总结一首既有理论，又有实践；既有高度，又有深度；提纲挈领又文采斐然的针灸歌赋。本歌赋在内容上标致出色，深奥实用；在形式上韵律好读，便于背诵。目的是传承授受给后学，故名曰《标幽赋》。

1. 拯救之法，妙用者针。

【释】

窦氏强调以针治病救人。"妙用"即针法要用心到手，得气、补泻均须精准到位，方可保证疗效。切勿不行针法，一扎了之。全篇要旨尽讲妙用之法。

2. 察岁时[1]于天道[2]，定形气[3]于余[4]心。春夏瘦而刺浅[5]，秋冬肥而刺深[6]。不穷[7]经络阴阳，多逢刺禁；既论脏腑虚实，须向经寻。

【注】

[1] 岁时：即一年的时令。一年有四季二十四个节气。即春暖、夏热、秋凉、冬寒四时之正气。

[2] 天道：指自然界的一切变化，是由天体的不断运行，而决定一年的气候变化，并有一定的客观规律。

[3] 形气：人的形体与气血。

[4] 余：杨氏作"予"，余与予均为我，袁氏认为"余"好。

[5] 春夏瘦而刺浅：春夏时天气暖热，腠理疏松，气血浮于表，瘦犹如皮肤变浅，故针刺宜浅。

[6] 秋冬肥而刺深：秋冬时天气凉冷，腠理致密，阳气收于内，肥犹如肌肤变厚，故针刺宜深。浅与深，瘦与肥，均指相对而言。

[7] 不穷：不深入，不详尽。

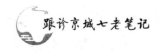

【释】

针刺治病要遵循天人相应的观点，仔细观察四季时令的气候变化，结合深究经络之阴阳，脏腑之虚实，然后实施针刺手法，才能达到治愈疾病之目的。

3.原夫起自中焦，水初下漏[1]。太阴为始，至厥阴而方终[2]；穴出云门，抵期门而最后[3]。正经十二，别络走三百余支；正侧偃伏[4]，气血有六百余候[5]。手足三阳，手走头而头走足；手足三阴，足走腹而胸走手[6]。要识迎随，须明逆顺[7]。况乎[8]阴阳气血，多少为最。厥阴太阳，少气多血；太阴少阴，少血多气。而又气多血少者，少阳之分；气盛血多者，阳明之位[9]。

【注】

［1］水初下漏：是古代计时方法。铜壶贮水，漏下滴于水壶，壶中标明刻度。一昼夜漏下的水为 100 刻，为 12 个时辰。每个时辰为 8 大刻又 2 小刻，一天有 96 大刻又 24 小刻，6 小刻等于 1 大刻，故一天总计为 100 刻。用此计时法计算经气流注，水初下漏始于手太阴肺经。

［2］至厥阴而方终：经气流注到最后，终于足厥阴肝经。即按肺、大肠、胃、脾、心、小肠、膀胱、肾、心包络、三焦、胆、肝的顺序流注。

［3］穴出云门，抵期门而最后：是指经气流注所经之腧穴。即开始于手太阴肺经的云门穴，最后到足厥阴肝经的期门穴。

［4］正侧偃伏：指腹、两侧、背四个部位。（偃：朱氏、杨氏作"仰"。袁氏作偃，偃即仰卧。）

［5］气血有六百余候：指周身有六百余个腧穴。

［6］手足三阳，手走头而头走足；手足三阴，足走腹而胸走手：指手足十二经脉的循行规律。

［7］要识迎随，须明逆顺：徐氏作顺逆。取穴，针刺入皮。向经气流注来的方向进针，为迎或为逆；向经气流注走的方向进针，为随或顺。逆顺为经气流注的方向，迎随为针刺进针的方向。

［8］况乎：徐氏、杨氏作况"夫"。

[9] 厥阴太阳……阳明之位：《黄帝内经》一书，对十二经气血多少的记载并不一致，此段赋文系据《素问·血气形志》的记载。其理论源于"阴阳相配，阴有余而阳不足，阳有余而阴不足"的阴阳互根之说，故脏腑一表一里，气血亦一多一少，唯有阳明为后天之本，气血生化之源，故气血皆盛。针刺治疗时，也应依据此理论。

【释】

经络的基础架构是：正经十二条，起于云门，终于期门，循环无端，周而复始，是经脉的走向规律；别络走三百余支，网络全身，是经脉的重要分支；腧穴有六百余个，主治脏腑之病证。经气流注的作用是调济五脏六腑、四肢百骸的气血运行，要识迎随为针刺补泻手法的指导思想。

4. 先详多少之宜，次察应至之气[1]。轻滑慢而未来，沉涩紧而已至。既至也，量寒热而留疾[2]；未至者[3]，据虚实而候气[4]。气之至也，如鱼吞钩饵[5]之浮沉[6]；气未至也[7]，似潜处幽堂之深邃[8]。气至速而效速，气至迟而不治[9]。

【注】

[1] 次察应至之气：在明确各经络气血多少的情况下，再观察得气的表现，这是针刺是否有效的关键。

[2] 量寒热而留疾：即针刺得气后，据寒证热证而行手法。《灵枢·经脉篇》谓："热则疾之，寒则留之。"即热证得气后宜急拔针，不闭针孔而泻热；寒证得气后宜久留针，出针时宜用手指闭合针孔而补之。

[3] 未至者：徐氏、张氏、杨氏俱作"未至也"。

[4] 据虚实而候气：候：张氏作"诱"。古人行针，针不离手。刺虚证时，宜针下候气，待针处有热感，为补；刺实证时，宜针下候气，待针处有凉感，为泻。

[5] 钩：张氏作钓。

[6] 浮沉：杨氏作沉浮。

[7] 气之至也……气未至也：徐氏无两个"也"字。

[8] 似潜处幽堂之深邃：潜：徐氏、张氏、杨氏俱作"闲"，朱氏作

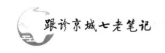

"燕"。邃即深远之意。本句形容针刺不得气的针下手感,像似针刺到地下寂静的空室之中。

［9］气至速而效速,气至迟而不治:杨氏作"气速至而速效,气迟至而不治"。

【释】

窦氏为针灸临床大家,特别重视针下得气。"轻滑慢而未来,沉涩紧而已至"等总结,皆从实践中领悟,功夫炉火纯青,发前人所未发。今人以酸、麻、胀、重为得气,确实无此感者,若针下有沉紧感,亦为得气。得气的前提是取穴准确和注重手法。

窦氏注重得气有三义:一者,某经本来多气,某经本来少气。二者,自寅时手太阴肺经起,至丑时足厥阴肝经止。故针刺治疗时,逢值时者得气多。三者,病人元气之强弱与得气有关,体强者得气速,但体弱者,虽逢值时多气之经,得气也较迟。

5. 观夫九针[1]之法,毫针最微,七星可应[2],众穴主持。本形金也[3],有蠲邪扶正之道;短长水也[4],有决凝开滞之机。定刺象木[5],或斜或正;口藏比火[6],进阳补羸。循机扪而可塞以象土[7],实应五行而可知。然是一寸六分[8],包含妙理。虽细拟[9]于毫发,同贯多歧[10]。可平五脏之寒热,能调六腑之虚实。拘挛闭塞,遣[11]八邪[12]而去矣;寒热痛痹,开四关[13]而已之。

【注】

［1］九针:《灵枢·九针论》《灵枢·九针十二原》《灵枢·官针》《灵枢·刺节真邪》及《素问·针解》中均有记载。闫明广《指微针赋注》"扶救者针"条下注云:"救病之功,调虚实之要,九针最妙,各有所宜。热在头身,宜镵针。肉分气满,宜圆针。脉气虚渺,宜锓针。泻热出血,发泄固疾,宜锋针。破痈肿,出脓血,宜铍针。调阴阳,去暴痹,宜圆利针。治经络中病痹,宜毫针。痹深居骨节腰脊膝理之间,宜长针。虚风舍于骨节皮肤之间,宜大针。"

［2］七星可应:杨氏作"七星上应"。根据天人相应的观点,九针各

与自然界现象相应。如镵针应天，圆针应地，锃针应人，锋针应四时，铍针应五音，圆利针应六律，毫针应七星，长针应八风，大针应九野。"七星可应"即把毫针比作在天之七星，言其作用之广而巨也。

［3］本形金也：以五行的属性与针灸疗法相结合，以说明针的功用。针之本形为金，可祛邪扶正，如五行之金。

［4］短长水也：针之短长，犹如水流之短长，水之流动如人之气血运行。故人之气血凝滞不通，可用针疏导之，如五行之水。

［5］定刺象木：指针体之象为木，但针刺的角度有斜有正之不同，如五行之木。

［6］口藏比火：将针含于口内加温，可以达到温补阳气之功，治疗瘦弱的疾病，如五行之火。

［7］循机扪而可塞以象土：杨氏无"而可"二字。循机指揉按经脉气血往来之处，扪塞指出针后对闭合针孔进行揉按，使真气不能散失，如五行之土。

［8］一寸六分：指毫针长一寸六分。据《灵枢·九针论》《针灸大成》《杨敬斋针灸全书》《普济方》所载本赋，均作一寸六分。但独杨氏作三寸六分。

［9］虽细拟：拟者，推测也。桢者，为古代筑墙所用之立木，形细而直。徐氏作"或细桢"，朱氏、张氏作"虽细拟"，杨氏作"虽细桢"，作"虽细拟"是。

［10］同贯多歧：指毫针的作用，能通达相互贯通的许多分歧络属的经脉和络脉。

［11］遣：张氏作"追"。

［12］八邪：泛指经外奇穴。另说：泛指外邪，如《灵枢·九宫八风篇》所指的八风。

［13］四关：指两合谷及两太冲四穴，今日临床习用治疗中风、癫、狂，效佳。另说：指四肢的大关节，为气血阴阳内外出入的要道。如《灵枢·九针十二原》所说："五脏有六腑，六腑有十二原，十二原出于四关。"

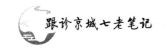

【释】

《灵枢》和《素问》均强调针刺用"九针"。窦氏针刺治病首推毫针，是从实践中得来的，这是针灸发展史上的一大进步。时至今日，全世界所用针灸之针具绝大部分为毫针。

此节赋文为窦氏用天地、五行以及五脏六腑、四肢关节比拟毫针的应用，非常广泛，可以推广至四面八方。

6. 凡刺者，使本神朝[1]而后入；既刺也，使本神定[2]而气随。神不朝而勿刺，神已定而可施。定脚处[3]，取气血为主意[4]；下手处，认水土[5]是根基。天地人，三才也[6]，涌泉同璇玑百会；上中下，三部也[7]，大包与天枢、地机。阳跷、阳维并督脉[8]，主肩背腰腿在表之病；阴跷、阴维任带冲[9]，去心腹胁肋在里之疑[10]。二陵、二跷、二交，似续而交五大[11]；两间、两商、两井，相依而列[12]两肢[13]。

【注】

[1]使本神朝：朝，汇聚之意。医者扎针时，使患者精神集中后，方可实行针刺。

[2]本神定：定，安静也。行手法时，患者神情安静，无恐惧感，容易得气。

[3]定脚处：取穴要定位准确。

[4]取气血为主意：取穴时，要注意某经之气血多少，而行不同的针法。

[5]水土：土：朱氏、徐氏、杨氏均作"木"，张氏作"火"，袁氏作"土"。水为先天肾与膀胱，土为后天脾与胃，故水土是根基。

[6]天地人，三才也：天在上为阳，地在下为阴，人居其间为和，天地人三才为一气，上下交通，阴阳交泰，才能生生不息。下文可见百会居上如天，涌泉如居下为地，璇玑居中如人。在治疗疾病时，可以上病取下，下病取上，以调节阴阳。

[7]上中下，三部也：指人体之上、中、下三部，下文之大包、天枢、地机可治上、中、下三焦之病。

［8］督脉：朱氏、徐氏作"督脉"，独杨氏作"督带"。

［9］带冲：徐氏、张氏作"冲带"，朱氏、杨氏作"冲脉"。袁氏作"带冲"，即带脉、冲脉。

［10］疑:《针灸大成》注："疑者，疾也。"

［11］五大：指头部、两手、两足，亦称五体。

［12］列：朱氏、杨氏作"别"。

［13］两肢：即身之两侧。王氏、朱氏、徐氏、张氏、杨氏均作"支"，袁氏作"肢"。

【释】

医生扎针时要思想集中，专心致志，病人须神情安静。如此，则针下容易得气，并有利于实施针刺手法。

针灸治病要有整体观念，衡量所取穴位的气血多少，针刺手法要注重保脾胃和补肾气，是获取疗效的根本。为此，窦氏列举出六个取穴处方。

袁鸿寿按：窦氏针灸分三变。其始也，受业于李浩，作《流注指要赋》，列举某穴治某病有特效，所说"授穴之秘者，四十有三。疗疾而弗瘳者，万无一失"。其后受"闫明广针灸"之影响，扩充为"六十六穴之流注法"。更后始习少室隐者所传之《八穴法》。《标幽赋》著作年代在其定居大都（今北京）之后，其革新精神已成体系。此言"神朝""神定"，皆为得气。"取气血"与"认水土"亦为得气之先验。至于具体取穴，重视"三才三部""八脉"以及"手足各六穴"，则上下表里诸病无所不治矣。穴少效宏，学者崇尚之。

7.足见[1]取穴之法，必有分寸[2]，先审自意[3]，次观肉分。或伸屈而得之，或平直而安定。在阳部筋骨之侧，陷下为真；在阴分郄腘之间，动脉相应。取五穴用一穴而必端，取三经使一经而可正。头部与肩部详分，督脉与任脉异定[4]。明标与本[5]，论刺深刺浅之经；住痛移疼，取相交相贯之径[6]。岂不闻脏腑病，而求门海俞募之微[7]；经络滞，而求原别交会之道[8]。更穷四根三结[9]，依标本而刺无不痊；但用八法五门[10]，分主客而针无不效。八脉[11]始终连八会[12]，本是纪纲；十二经络[13]

237

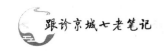

十二原，是为枢要。一日刺六十六穴之法[14]，方见幽微；一时取十二经之原[15]，始知要妙。

【注】

[1] 足见：朱氏、杨氏作"大抵"，徐氏作"另见"，张氏为此二字，袁氏作"足见"。

[2] 分寸：张氏作"分明"。

[3] 自意：王氏原注："自意当作字意。"

[4] 异定：徐氏、张氏、杨氏均作"易定"。

[5] 明标与本：急则治标，缓则治本。

[6] 取相交相贯之径：本经病可取相交会的他经之穴治疗，如表里经之络穴，八脉交会穴等。

[7] 而求门海俞募之微：门、海指用门或海而定穴名的，如云门、风门、液门等及气海、血海、照海等；俞指脏腑之背俞穴；募指脏腑之募穴，均为治疗脏腑疾病的主要穴位。

[8] 而求原别交会之道：原，指十二经之原穴；别，指十二经之络穴，亦称别络；交指两经或三经之相交穴，如三阴交、阴交、阳交等；会指八脉交会穴。治脏腑疾病也要研究这些腧穴治病的道理。

[9] 更穷四根三结：指经络之根结。经脉之根在四肢肘膝关节以下各穴，故称四根；经脉终结于手、头、胸腹三部，故称为三结。

[10] 但用八法五门：指灵龟八法中五门十变的法则。据下句为"分主客而针无不效"，则次说是以灵龟八法之主客相配穴为宜，如内关与公孙、外关与临泣、列缺与照海、后溪与申脉为主客相配。

[11] 八脉：指奇经八脉也。

[12] 八会：指八脉交会穴：血会膈俞，气会膻中，脉会太渊，筋会阳陵泉，骨会大杼，髓会绝骨，脏会章门，腑会中脘。

[13] 络：动词，指联络之络，不是经络之络。

[14] 一日刺六十六穴之法：朱本作"刺"，杨本作"取"。此法即按时取穴的子午流注取穴法，亦称纳甲法。六十六穴即五脏之井、荥、俞、原、经、合穴。

[15] 一时取十二经之原：徐氏、杨氏作"一十二"。是一种按时取穴

法，即每一个时辰取一经之原穴，如寅时取肺经之原穴，卯时取大肠经之原穴，辰时取胃经之原穴，巳时取脾经之原穴等。

【释】

《灵枢·九针十二原》《灵枢·小针解》均指出有腧穴365个，但实际上载有穴名者仅有160穴左右。经《针灸甲乙经》到"针灸铜人"，经穴增加到354个。《千金方》载经外奇穴187个。腧穴如此众多，要取穴定位很难。临床针刺治疗，取穴准确是获得疗效的关键。今日，取穴定位虽有骨度分寸法、体表标志法、同身寸法等。但在实际操作时，每取一穴，每扎一针，窦氏上述纲领性的取穴规律仍无可替代。

袁鸿寿按：窦氏点穴法，寥寥数语，最为实用。如"头部与肩部详分"，关键在大椎一穴，大椎一错，背部诸穴无一准矣。"取三经用一经"即有"宁失一穴，不失一经"之意。窦氏论语提出若干纲领，皆从实践而来，必须仔细体会。①"根结标本"，言上病取下、下病取上也。②"门海俞募，原别交会"为八种穴位。③八脉之连八会法，指奇经八脉连及八脉交会穴。④"十二经之六十六法"，即每一个时辰取一经之原穴。前二者就空间而论，后二者就时间而论。窦氏前言所讲："疗效以得气而准。"此四法皆有利于得气也。选经取穴，毋使虚其虚、实其实。或独用一法，或数法兼用。自杨继洲以来，无不灵活应用也。

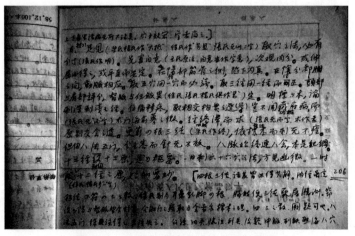

图7-1　1961年袁鸿寿《标幽赋》校释

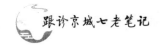

8. 原夫补泻之法，非呼吸而在手指；速效之功，要交正而识本经[1]。交经缪刺，左有病而右畔取[2]；泻络远针[3]，头有病而脚上针。巨刺与缪刺各异[4]，微针与妙刺相通。观部分而知经络之虚实[5]，视沉浮而辨[6]脏腑之寒温。

【注】

[1] 交正而识本经："……非呼吸而在手指……要交正而识本经"，张氏讲："上句作在乎手指，多'乎'字，下句作要支正而辨得本经。"费解。交正指十二经各有阴阳表里相交之经，如肺和大肠相表里，其经脉也有相交之会。取本经腧穴治本经病，叫正经取穴。又兼取与本经相表里之经的腧穴，叫交经取穴。

[2] 左有病而右畔取：畔，指身体的边侧。左有病取右侧所主病之穴位，又称缪刺法。

[3] 泻络远针：针，张氏作"导"。泻络指络脉放血法。远针指远道取穴法。

[4] 巨刺与缪刺各异：巨刺与缪刺都是左病刺右，右病刺左。但巨刺为邪在经脉而必深刺至经脉；缪刺为邪在络脉而仅浅刺在络脉，故二者不同。

[5] 观部分而知经络之虚实：观部分指望诊。即观察所在经脉循行的外在症状表现，而知经络的虚实，以便施行补泻手法。

[6] 视沉浮而辨：沉浮，指进针的深浅。辨，张氏作"见"。

【释】

呼吸补泻手法出自《素问·离合真邪论》"吸则内针，无令气忤（逆也）；静以久留，无令邪布（散也）；吸则转针，以得气为故；候呼引针，呼尽乃去；大气皆出，故命曰泻""呼尽内针，静以久留，以气至为故……候吸引针，气不得出……大气留止，故命曰补"。其具体操作是：当病人吸气时进针、转针，呼气时退针为泻法；反之，当病人呼气时进针、转针，吸气时退针为补法。

袁鸿寿讲：窦氏认为针刺补泻手法，不是上述《黄帝内经》的呼吸补泻法。明确提出以手指操作为主的补泻手法。其具体手法：王氏注为八法，徐氏注为十四法，足见其发展之迹。烧山火等手法，已有500余年矣，徐氏以表里释"交本经"，其义未尽。张氏改交为支，更为费解。窃设十二经络各有左右，同经左右相交，其新病之经曰正经，则相对之经曰交经。例如，偏枯在左而取足阳明，则左之足阳明为正经，右之足阳明为交经。

王氏注："部分""浮沉"为三部九候，失之。窦氏本意而非《黄帝内经》三部九候之切脉。实谓"观部分"指针入肉分，窦氏前有"先审自意，次观肉分"之论；"知虚实"为针下得气之虚实；"视浮沉"为进针之深浅，可分天、地、人三部也；"辨寒温"而非"辨寒热"，是指辨寒温补泻法，亦可为透天凉、烧山火手法。上述分析，可以说明窦氏手法之极精也。

读《金针赋·序》，可知窦氏补泻之法，另有专著，原作已不可稽考。

9. 且夫，先令针耀[1]，而虑针损[2]；次藏口内，而欲针温[3]。目无外视，手如握虎[4]；心无内慕，如待贵人[5]。左手重而多按，欲令气散；右手轻而徐入，不痛之因。空心[6]恐怯，直立侧而多晕；背目沉掐[7]，坐卧平而没昏。

【注】

［1］先令针耀：针耀，指针具光亮，无锈迹。朱氏无"令"字。

［2］而虑针损：针刺前要检查针具，看针有无损坏。

［3］次藏口内，而欲针温：古人认为针藏口内为消毒，今日已不用。针温可以理解为消毒。

［4］手如握虎：古成语也。见于《针灸资生经·徐序》"三衢邹握虎在针师也"。警示人命关天，若针刺不当，有可能造成医疗事故。

［5］心无内慕，如待贵人：张氏作心无"私慕"。医者扎针时，要精神专注，排除杂念，态度和好，像对待客人样，审慎从事针刺手法。

［6］空心：饭前也。

［7］背目沉掐：背着病人的视线，不要让病人直接看见进针和施行手法。

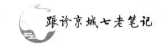
【释】

古人说："工欲善其事，必先利其器。"针刺前必先检查针具是否清洁光亮，有无折损生锈。"藏口内，欲温针"是古人消毒法，古人认为口腔唾液有消毒作用，此法早已不用。今用一次性无菌针灸针。边远地区仍有沿用蒸煮法严密消毒，针可重复使用。《普济方·卷412针灸门》中详细记载了针具"煮沸消毒法"。

针者治病救人，不但要技术过硬，而且要医德高尚，视病人如贵人，专心致志地施行针法。不论哪一种针法，都要左右手同时操作，针不离手。《难经·七十八难》："知为针者，信其左；不知为针者，信其右。"是也。若病人害怕扎针、饭前空腹、站立位，易发生晕针。故针时还要避开病人视线，让其平卧，即可无虑晕针之虞。

袁鸿寿按：窦氏进针法，为最安全、最有效之典范。虽只有"多按徐入"四字，确是实践经验之总结。窃尝逐字于临床中体会，必将受用无穷，何可等闲视之乎。

10. 推于十干十变[1]，知孔穴之开阖；论其五行五脏，察时日[2]之旺衰。伏如横弩[3]，应若发机。

【注】

[1] 十干十变：十干指天干为甲、乙、丙、丁、戊、己、庚、辛、壬、癸。从十干的演变，结合年、月、日、时的气血流注开阖而按时取穴，有子午流注的纳甲法、纳子法和灵龟八法。

[2] 时日：杨氏作"日时"。

[3] 横弩：弩，用机栝发箭之弓。横弩指张满弓弦而待发之矢，为取捷效，要找好准确目标。

【释】

袁鸿寿按：明代高武云："窦汉卿针灸颇与《素问》有不合者。就现象论，其言是也；就发展论，其言非也。其最异于《灵枢》《素问》者，莫子午流注纳甲法也。"言流注纳甲，非汉卿所创，而始见于何若愚的《流注指微论》，论已佚，赖闫氏传之。其文具见于朱橚《普济方·卷

412》，闫氏云："夫流注者，为刺法之深源，作针术之大要。是故流者，行也；注者，住也。盖流者要知经脉之流行也；注者设十二经脉各至本时，皆有虚实邪正之气，注于所括之穴也。夫得时设之开，先时设之阖。夫开者，针之必除其病；阖者，刺之难愈其疾，可不明此二者乎？"又云："气血一昼夜，行过六十俞穴也。各分终首，十日一终。运行十干，皆以五元建元日时为头（首）是也。《明广今辄》将贾氏各分头首，运行十干，六十首注穴之法，集其枢要，述之，庶令览者易悉。"

窃尝考北宋之《圣惠》《圣济》，搜罗甚博，无言流注纳甲者，则其说始于金元为近是。又，"八法五门"亦言流注，故徐氏以"灵龟八法"释"十干开阖"。夫开阖者，非真若门户之开阖也，则是以开阖名状气之旺衰耳。按时取穴，则期待于易得气也，毋庸于刻舟求剑之教条。窦氏晚年定居大都（北京），与郭守敬、尹志平游，沃向顺天行气之论，施于实践而有验，检于遗编而有征。流注之说，于是大昌。

11. 阴交阳别而定血晕[1]，阴跷阳维而下胎衣。痹厥偏枯，迎随俾经络接续。漏崩带下，温补使气血依归。静以久留，停针候[2]之。必准者[3]，取照海治喉中之闭塞；端的处，用大钟[4]治心内之呆痴。大抵疼痛实泻，痒麻虚补。体重节痛而俞居[5]，心下痞满而井主[6]。心胀咽痛，针太冲而必除；脾痛[7]胃疼，泻公孙而立愈。胸满腹痛刺内关，胁疼肋痛刺飞虎[8]。筋挛骨痛而[9]补魂门，体热劳嗽而[10]泻魄户。头风头痛，刺申脉与金门；眼痒眼疼，泻光明与地五[11]。泻阴郄止盗汗，治小儿骨蒸[12]；刺偏历利小便，医大人水蛊。中风环跳而[13]直刺，虚损天枢而可补[14]。

【注】

［1］阴交阳别而定血晕：阴交指阴交穴和三阴交穴，阳别指阳池穴，都可治疗血晕证。

［2］停针候之：它本皆作"停针待之"。

［3］者：张氏作"处"。

［4］大钟：它本皆作"锺"。

［5］体重节痛而俞居：指十二经五输穴中之输穴，可治体重节痛之病。如《难经·六十八难》说："输主体重节痛。"

［6］心下痞满而井主：井指十二经之井穴，主治心下痞满之证。如《难经·六十八难》说："井主心下满。"

［7］脾痛：他本皆作"脾冷"。

［8］胁疼肋痛刺飞虎：朱氏、徐氏作"肋痛胁疼"，张氏作"胁痛肋胀"。刺：徐氏、张氏、杨氏均作"针"。飞虎：即三焦经之支沟穴。

［9］而：张氏无"而"字。

［10］而：张氏无"而"字。

［11］泻光明与地五：与，徐氏、张氏、杨氏均作"于"。地五：即胆经之地五会穴。

［12］骨蒸：朱氏作"骨热"。

［13］而：张氏无"而"字。

［14］补：它本皆作"取"。

【释】

袁鸿寿按：面临疑难大证，在常法不能奏效之时，窦氏据其临床心得，列述秘法。妇科险证，留针为宜。所举十八个秘穴处方，皆从实践中得来，每一句皆有临证事实作依据，深可珍重为要。例如针井穴治心下痞满，针输穴治体重节痛，通过临床经验，其疗效确实惊人，几乎万病皆可以井穴、输穴治之。日人赤氏矜的独创针刺疗法，实为前贤窦氏所言之。生命在于呼吸，当群医束手无策之际，针上述诸穴，可收意外之效矣。

12. 由是午前卯后，太阴生而疾温；离左酉南，月朔死而速冷[1]。循扪弹弩，留吸母以坚长[2]；爪下伸提，疾呼子而嘘短[3]。动退空歇，迎夺右而泻凉[4]；推内进搓，随济左而补暖[5]。

【注】

［1］午前卯后，太阴生而疾温；离左酉南，月朔死而速冷：袁鸿寿按：此两句为窦氏补泻之纲要也，诸家注皆未能道出。①午前卯后及离左酉南者，指一日十二时，上午当补，下午当泻。卯后午前，即日出至日

中（7～13时），指上午也。酉南即酉之后，离左即子之前，故酉南离左为酉后子前，即日入至夜半（1923时），指晚间也。由此可以推断出，午后酉前为日中至日入（13～19时），指下午也。子后卯前为夜半至日出（24～5时），指夜间也。窦氏针法意在上午当补，下午当泻。子之后，卯之前，通常不针。②太阴生与月逆死者，指一月有三十日，视朔、望、上下弦而补泻也。原则上月廓空毋泻，月廓满毋补。

［2］循扪弹弩，留吸母以坚长：循扪弹弩者，是用此手法助其气之至也。留指留针，留针是为了候气。吸气捻针，取其经穴之母，虚则补其母。出针时应当吸气坚而长，可正气足而气血坚。以上为补法。以坚长：杨氏作"而坚长"。

［3］爪下伸提，疾呼子而嘘短：指泻法，要疾出针。呼是随呼气而出针，子是实则泻其子。通过爪下伸提的泻热针法，就可使呼出气的时间短一些。以上为泻法。

［4］动退空歇，迎夺右而泻凉：动、退、空、歇、迎、夺、右是七种手法，言欲泻可使患者针下有凉感，欲使有凉感则须捻针向右，即大拇指向后也。迎者，逆也，逆经气之方向也。动者，针入之后摇动其针。退者，作退出状。空者，退出后不扪针孔，似留一空间也。歇者，稍停针也，然后再插入针。以迎经气向右作夺法之捻针。如是则患者被针处有凉感矣，此乃《针经指南》所讲透天凉之法也。

［5］推内进搓，随济左而补暖：此法与注［4］所讲手法相反。推内进针向左搓，不空也不歇，为补法。补暖者，为《针经指南》所讲烧山火之法也。

【释】

本节主要讲针法补泻之纲领。其一，以时辰论补泻，上午当补，下午及晚间当泻，夜间通常不针。其二，以阴历按月论补泻，原则上月廓空毋泻，月廓满毋补。其三，以进针手法而论补泻，动、退、空、歇、迎、夺、经气向右进针为泻，推、内、进、随、济、经气搓向左进针为补。后世烧山火、透天凉之变通手法，大多源于此。

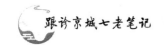

13.慎之[1]！大患[2]危疾，色脉不顺而莫针；寒热风阴，饥饱醉劳而切忌。望不补而晦不泻，弦不夺而朔不济[3]；精其心而穷其法，无灸艾而坏其皮[4]；正其理而求其原，免[5]投针而失其位。避灸处而和[6]四肢，四十有九[7]；禁刺处而除六腧，二十有二[8]。

【注】

[1]慎之：张氏无"慎之"二字。

[2]大患：张氏作"大凡"。

[3]望不补而晦不泻，弦不夺而朔不济：指因时而行补泻的方法。望，指阴历十五，月圆时勿补；晦，指月底不见月光时勿泻；弦，指月缺，分上弦、下弦，亦不应泻；朔为每月初一，由晦渐转为新月，气血由虚转实，亦不宜补。补泻之法要根据气血盛衰而施行针术，但临床不可拘泥。

[4]皮：张氏作"中"。

[5]免：徐氏、杨氏作"勉"。

[6]和：朱氏、杨氏均作"加"。

[7]四十有九：指禁灸穴有四十九处。附禁灸歌。

哑门风府天柱擎，承光临泣头维平。丝竹攒竹睛明穴，素髎禾髎迎香程。

颧髎下关人迎去，天牖天府到周荣。渊腋乳中鸠尾下，腹哀臂后寻肩贞。

阳池中冲少商穴，鱼际经渠一顺行。地五阳关脊中主，隐白漏谷通阴陵。

条口犊鼻上阴市，伏兔髀关申脉迎。委中殷门承扶上，白环心俞同一经。

灸而勿针针勿灸，针经为此尝叮咛。庸医针灸一齐用，徒施患者炮烙刑。

以上为四十五穴。另加四肢，但未明确属四肢何穴，故共为四十九穴。目前这些腧穴也不是绝对不可灸，只是面部穴位不宜用灸。

[8]二十有二：指禁针穴有二十二处。附禁针穴歌。

脑户聪会及神庭，玉枕络却到承灵。颅息角孙承泣穴，神道灵台膻中明。

水分神阙会阴上，横骨气冲针莫行。箕门承筋手五里，三阳络穴到青灵。

对此二十二穴亦应具体分析，不可拘泥，有些穴位不但可针，而且疗效甚好。

【释】

袁鸿寿按：此乃窦氏针灸之禁忌。慎之即谨慎从事，并非绝对不可。本节所言，提示易发生医疗事故或无捷效，以不针不灸为宜。必针必灸者，应慎之为要。若遇大患危疾，色与脉不相符，针之或有不测之变，若不得已而针者，刺之宜浅宜徐，手法宜轻，取穴要少，体位要平卧放松。

寒热风阴，针之无效，饥饱醉劳，针之多变，均不可拘泥。晦、朔、弦、望则潮汐不同，手法亦随之不同，并非绝对不可进行补泻。至于禁针穴和禁灸穴，与其他针灸典籍大体相同，唯其数目略有小异。

14. 抑又闻[1]高皇抱疾未瘳，李氏刺巨阙而得苏[2]；太子暴死为厥，越人针维会而复醒[3]。肩井、曲池，甄权[4]刺臂痛而复射[5]；悬钟、环跳，华佗刺跛足而立行。秋夫[6]针腰俞而鬼免[7]沉疴；王纂[8]刺交俞而妖精立出。取肝俞与命门，使瞽士[9]视秋毫之末；取[10]少阳与交别，俾聋夫听夏蚋之声。

【注】

［1］又闻：张氏作"昔闻"。

［2］李氏刺巨阙而得苏：得，徐氏、张氏作"复"，杨氏作"后"。《魏书》有"李修，字恩祖……太和中，常在禁内，高祖、文明太后时有不豫，修侍针药，治多有效"的记载，但未提针巨阙治高祖之疾的记载。李修为六朝时北魏针灸学家。

［3］越人针维会而复醒：语出《史记·扁鹊仓公列传》："扁鹊过虢，虢太子死……扁鹊曰：若太子病，所谓尸厥者也……太子未死也……乃使弟子子阳，砺针砥石，以取外三阳五会，有间，太子苏，乃使子豹为五分

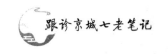

之熨……二旬而复故。"

[4]甄权：唐代名医，许州扶沟（河南扶沟县）人，长于针灸。曾以防风汤治疗安平（郡）公（苏孝慈），并取风池、肩髃、曲池、玉枢、阳陵泉、巨虚、下廉等七穴，九针即瘥。

[5]复射：张氏作"即射"。

[6]秋夫：徐秋夫，六朝人（宋），为紝阳令，工医者针，其事出《南史》张部传及《江南通志》。《流注指微赋》亦云："秋夫疗鬼而获效。"

[7]鬼免：朱氏作"鬼起"，张氏作"魂免"。

[8]王纂：《古今医统》载："宋，海陵人，习览经方，尤工针石，远近知其名，所疗多效。"

[9]瞽士：张氏作"瞽者"。

[10]取：杨氏作"刺"。

【释】

窦氏列举史实病例，颂扬针刺疑难杂症的神奇故事，以砺来学。虽举出穴位治法，令人耳目一新，但不足为则。史传病例验案，亦有出入，仅供参考。

15. 嗟夫！去圣愈远[1]，此道渐坠。或不得意而散其学，或衒[2]其能而犯禁忌。愚庸[3]智浅，难契[4]于玄言。至道渊深，得之者有几？偶述斯言，不敢示诸明达者焉，庶几乎童蒙之心启[5]。

【注】

[1]去圣愈远：圣即圣贤，指古代名医。离开古代名医越远。

[2]衒：指炫耀也。朱氏、徐氏、杨氏作"愆"（过失也）。张氏作"幸"。

[3]愚庸：张氏作"庸愚"。

[4]契：合意。难契指难合于针灸深奥理论。

[5]不敢示诸明达者焉，庶几乎童蒙之心启：童蒙指年幼无知。比喻初学者可以得到启发。张氏疑有错衍，删去"偶述斯言，不敢示诸明达者焉，庶几乎童蒙之心启"。袁鸿寿先生认为，原文似为"不敢示诸明达，

庶几启夫童蒙"。

【释】

窦氏语重心长地劝说后学，针刺治病，人命关天。故学习典籍不能浮浅了事，要精心研究其要义和技巧，勿犯禁忌，并呵斥当时那些针灸庸医，读书不求甚解，或不学无术，狂妄自大。要求后学引以为戒。

注：袁鸿寿老师用的原本《扁鹊神应针灸玉龙经》成书于1329年。1957年中国中医研究院图书馆据协和医学院图书馆1940年《四库全书》抄本之重抄本为最早本。现多流行杨继洲《针灸大成》版本（1601年刊行），袁鸿寿老师认为原本《扁鹊神应针灸玉龙经》更接近原著，故多参考此本。

参考文献

［1］清·高士宗.黄帝素问直解.北京：科学技术文献出版社，1982.

［2］灵枢经.上海：商务印书馆，1955.

［3］难经.上海：上海科学技术出版社，1964.

［4］程宝书.针灸大辞典.北京：北京科学技术出版社，1987.

［5］杨甲三.针灸学.北京：人民卫生出版社，1989.